U0010385

偏頭痛的你
不需忍痛生活

你的偏頭痛掌握指南
Managing Your Migraine

凱蒂·蒙洛醫師〔Dr Katy Munro〕 著

高子晴 譯

晨星出版

目　錄
CONTENTS

前言　　　　　　　　　　　　　　　　　　　7

第 1 章　你是有偏頭痛的人嗎？　　　　　　15
Are You a Person with Migraine？

第 2 章　了解發作階段與觸發因素　　　　　33
Understanding Phases and Triggers

第 3 章　何時吃？吃什麼？　　　　　　　　59
When and What You Eat

第 4 章　鍛鍊身體與大腦　　　　　　　　　85
Exercising Body and Brain

第 5 章　睡個好覺　　　　　　　　　　　101
Getting Better Sleep

第 6 章　管理你的心理健康　　　　　　　111
Managing Your Mental Health

第 7 章　急性發作的救援計畫　　　　　　128
Rescue Plans for Acute Attacks

第 8 章　偏頭痛的預防措施　　　　　　　146
Migraine Preventers

第 9 章　女性與荷爾蒙　　　　　　　　　167
Women and Hormones

第 10 章　兒童的偏頭痛　　　　　　　　190
Children with Migraine

第 11 章　與偏頭痛共事　　　　　　　　213
Working with Migraine

第 12 章　形形色色的偏頭痛　　　　　　228
Migraine Variants

第 13 章　叢發性頭痛與其他類型的頭痛　239
Cluster and Other Headaches

第 14 章　掌握你的偏頭痛　　　　　　　252
Managing Your Migraine

延伸閱讀及資源　　　　　　　　　　　260

致謝　　　　　　　　　　　　　　　　267

獻給世界各地的偏頭痛戰士
與他們的支持團體

*To migraine warriors
and their support team everywhere*

前言

　　偏頭痛是世界上最常見、最盛行也最使人衰弱的疾病之一，但這個疾病也在不少方面受誤解、污名化，還常常被人當作「只不過是頭痛」。偏頭痛可不僅僅是頭痛，這是一種會在許多層面影響患者的遺傳性神經性腦部疾病。

　　全世界有七分之一的人罹患偏頭痛。女性患者是男性的三倍，兒童中也有8%患有偏頭痛。世界上的所有頭痛中，偏頭痛就佔了89%。[1]然而不幸的是，許多成人和兒童都從未得到正式診斷，也因此無法及時得到能控制症狀的治療方案。有數不清的人每年或每個月都要為偏頭痛耗上好幾天。

　　世界衛生組織的全球疾病負擔研究（GBD）會衡量各種疾病造成的影響，有助於各國政府和組織確定並規劃保健服務的優先事項。GBD將偏頭痛列為世界第二大失能原因，僅次於下背痛。就在2016年，GBD的研究人員還表示：「明明已經有對策能夠有效改善頭痛病程，並減輕痛

---

[1]　GBD 2016 Headache Collaborators (2018), 'Global, regional, and national burden of migraine and tension-type headache, 1990–2016: A systematic analysis for the Global Burden of Disease Study 2016', *The Lancet*, doi.org/10.1016/S1474-4422(18)30322-3

楚,但許多受頭痛所苦的人卻沒有受益於這些知識。」[2]

　　偏頭痛發作也不僅影響當事人。發作造成的影響會波及家人、朋友與同事,也會對社會造成可觀的經濟影響。英國的工作基金會(Work Foundation)在2018年作出的報告顯示英國每年都因為偏頭痛導致的缺勤(病假)和減效出席(工作效率降低)損失8600萬個工作日。偏頭痛每年都造成英國高達9億英鎊的經濟損失。[3]在美國,偏頭痛患者每年花在醫療保健和缺勤損失的費用則超過8294美元,而頭痛也是美國人到醫院急診的第四大常見原因。[4]當偏頭痛發展為慢性偏頭痛時,經濟負擔也隨之增加:研究發現歐盟的慢性偏頭痛患者醫療支出是陣發性偏頭痛患者的三倍。[5]

　　許多醫生都缺乏診斷與治療偏頭痛的訓練,相關研究經

2　Ibid.

3　Work Foundation (2018), 'Society's headache: The socioeconomic impact of migraine', www.lancaster.ac.uk/media/lancaster-university/content-assets/documents/lums/work-foundation/SocietysHeadacheTheSocioeconomic impactofmigraine.pdf

4　Rebecca Burch, Paul Rizzoli and Elizabeth Loder (2018), 'The prevalence and impact of migraine and severe headache in the United States: Figures and trends from government health studies', *Headache*, 58 (4), pp.496–505。

5　L. M. Bloudek, M. Stokes, D. C. Buse et al. (2012), 'Cost of healthcare for patients with migraine in five European countries: Results from the International Burden of Migraine Study (IBMS)', *Journal of Headache and Pain*, 13 (5), pp.361–78, www.ncbi.nlm.nih.gov/pmc/articles/PMC3381065

費也不甚充足。若要幫助偏頭痛患者過上更圓滿的生活，就不能不進一步了解偏頭痛以及各種能用來應對偏頭痛的措施。

尋求解答

世界上七分之一的人受偏頭痛所苦，你很可能就是偏頭痛患者或認識其中之一，或許你會希望在本書中找到對偏頭痛的解釋、處置，甚至治癒方式。雖然，偏頭痛說到底是一種遺傳性神經性腦部疾病，所以治癒是個不太現實的目標。不過如果有正確的資訊與適當的協助，就能大幅減緩偏頭痛對生活造成的影響。

我從約20年前開始熱衷於推廣偏頭痛相關的優質資訊和應對發作比較有效的方式。我發現自己每週時不時發作的頭痛其實就是偏頭痛時，還正在倫敦當個忙碌的全科醫師（GP）。當時我四十出頭，以前也沒有頭痛過。早晨排滿的手術一直到下午才終於開完，我因此錯過了午餐，當我緩緩下樓時，感覺到頭像是在砰砰直跳。我記得自己當時就站在原地，看著成堆未讀信件、應簽署的處方和等著我再次確認的出診清單，想著自己該如何度過當天剩下的時間。痛楚令人目眩，難以思考，當我確認診斷出的結果是偏頭痛後，

才能邁開第一步去找有效的治療方案。

我在蒐集相關資料時造訪了國立偏頭痛中心（National Migraine Centre），那是一間提供頭痛專科醫師門診的公益機構，我自己逐步了解並掌握偏頭痛的經驗促使我日後也加入該中心的醫師團隊。我不僅為病人看診，也協助創設並開播我們的podcast「抬頭注意」（heads up），希望能藉此讓更多偏頭痛患者取得清楚明瞭的資訊。

我將在本書中分享我們目前對偏頭痛的解釋、處置與治療方式。其中也會說明什麼是偏頭痛、什麼因素會引起發作以及哪些措施有助於治療或預防偏頭痛。我還會介紹一些較新、較安全、接受度較高且現在可行的治療方式。有些患者接受這些激勵人心的新療法後，說這些治療改變了他們的人生。

淺談偏頭痛

首先，我們來了解一些常用的術語。

醫師會將頭痛分為兩大類：原發性頭痛和次發性頭痛。[6]

6　GBD 2016 Headache Collaborators (2018), 'Global, regional, and national burden of migraine and tension-type headache'

原發性頭痛（primary headaches）是指並非由其他原因引起，而是本身即為一種疾病的頭痛。**次發性頭痛**（secondary headaches）則是那些有其他潛在原因的頭痛，如腦膜炎等感染、腫瘤或腦出血。就算你的症狀中不包含頭痛，偏頭痛仍被歸類為原發性頭痛疾病。

偏頭痛又根據發作頻率分為兩個亞型：

- **陣發性偏頭痛**（episodic migraine）會在發作後一段時間內完全消退。

- **慢性偏頭痛**（chronic migraine）則至少每個月發作15天。

根據患者受到的影響又分為其他兩個亞型：[7]

- **預兆偏頭痛**（migraine with aura）包含一些在主要發作前一小時內出現又緩和的症狀。這些預兆症狀多為視覺變化，但並不止於此。患者對於視覺變化的描述是看見鋸齒狀線條、閃光或微光，有些人甚至會在那段期間完全失明。只有約25%的偏頭痛患者有預兆

---

7 Michael Bjørn Russell, Vibeke Ulrich, Morten Gervil and Jes Olesen (2002), 'Migraine without aura and migraine with aura are distinct disorders: A population- based twin survey', *Headache*, 42 (5), pp.332–6, pubmed.ncbi.nlm. nih.gov/12047331

（aura）症狀。

- **無預兆偏頭痛**（migraine without aura）則是未經那些預兆症狀就直接進入頭痛階段。約有75%的偏頭痛患者沒有預兆症狀。

有些人會同時患有這兩種亞型，他們可能在早年是其中一種亞型，日後又變為另一種亞型，或是在兩者之間來回轉變。[8]

我們用來談論偏頭痛的用字相當重要。偏頭痛的污名可回溯至幾世紀以前。從維多利亞時代到二十世紀，它都被認為是一種傾向虛弱與神經質的神經性疾病。現在我們對偏頭痛的成因有更多了解，我們應該謹慎選擇我們使用的字彙，以免過時的污名繼續下去。

在本書中我偏好使用「患有偏頭痛的人」（people with migraine）來稱呼，而非「偏頭痛者」（migraineur）或「偏頭痛患者」（migraine sufferer）等術語，以免單用診斷定義這些人（按：但為了語意通順，有時仍會譯作「偏頭痛患者」）。討論發作狀況時，「偏頭痛」（migraine）這稱呼

---

8   Katherine Foxhall (2019), *Migraine*: A History (Baltimore: Johns Hopkins University Press)

會削弱我們對於這是種神經性疾病的認知，所以我會著重討論「偏頭痛發作」（migraine attack）。有些人會告訴我，他們患有「叢發性偏頭痛」（cluster migraine），但這個術語其實有誤導性，把兩種不同的病症一同混淆：慢性偏頭痛和叢發性頭痛，前者經常發作，後者則是另一種獨立發生的疾病，需要不同的治療。

在我的偏頭痛門診聽病人的家族病史時，有時會聽到他們說：「她只有一般的頭痛，就像每個人都會有的那種。」事實上，這個說法有些偏誤。並非人人都會頭痛，如果這些人真的感到頭痛，那麼正確的診斷才有助於找到適切的療法。此外，偏頭痛發作的嚴重程度可能有高有低，並非每次都會導致劇烈頭痛。有些發作帶來的是嚴重頭暈；還有一些發作會導致身體單側虛弱無力。對於這種神經性疾病的迷思普遍存在，我們可以藉由釐清這些誤解，進一步了解發生在身上的變化以及如何好好掌握這個疾病。

因此，就讓我們開始這份差事，逐步了解偏頭痛吧。

第 1 章
你是有偏頭痛的人嗎？

　　如果你正在閱讀本書，或許你本人或你關心的人經歷了一些你認為可能是偏頭痛的症狀。你或許想得知：我該注意什麼？我該什麼時候去看醫生？我的醫生如何得知我的症狀是不是源於偏頭痛？我該去做什麼檢驗嗎？

　　多達25%的偏頭痛患者即便就醫也從未確診，[1] 還有許多人甚至從未向醫生提過此事。這點需要變革，第一步就是了解何為偏頭痛，以及摸清自己的偏頭痛經歷。你得做好準備，屆時就能陳述出你的症狀。

你有哪些症狀？

　　一般認為偏頭痛是一種伴隨嘔吐與對光特別敏感的單側

1　Stewart J. Tepper, Carl G. H. Dahlöf, Andrew Dowson et al. (2004), 'Prevalence and diagnosis of migraine in patients consulting their physician with a complaint of headache: Data from the Landmark Study', *Headache*, 44 (9), pp.856–64, pubmed.ncbi.nlm.nih.gov/15447694

劇烈頭痛。雖然這個說法通常沒錯，但這絕不是偏頭痛的全貌。偏頭痛發作時的症狀數量、症狀種類、頻率、持續時間與嚴重程度都不盡相同，你的症狀也可能每次發作都不一樣，或隨著人生進入不同階段而有所變化。

讓我們接著來看看偏頭痛患者可能會出現的症狀。

- **頭痛**：患者通常將其描述為隨脈搏跳動的抽痛。一般來說，患者移動時，痛楚會以重擊般的感覺加劇。這種痛楚可能發生在頭上任一處——不論是任一側、正面、背面或整顆頭。疼痛位置也可能在發作期間四處移動，甚至可能痛在下巴或鼻竇。不過，其實並非每次偏頭痛發作都會導致頭痛。

- **肩頸部疼痛**：肩頸部疼痛也是一種普遍發生的症狀，可能會單獨發作，也可能在偏頭痛開始發作時先痛起來，再往後腦勺蔓延；又或是反過來——從頭部往下到肩頸。

- **視覺障礙**：本症狀發作時可能會看見一陣明亮閃光、黑白或彩色的鋸齒狀閃光，或是視力變得模糊。也有一些患者發現自己視線中心出現盲點（scotomata）。除了罕見的視網膜偏頭痛（見第十二章）可能僅單眼發作，偏頭痛引發的視覺障礙通常會同時發生在雙

眼。這些症狀會在主要症狀發作前一小時內反覆發
生，是典型的偏頭痛預兆。

- **感官敏感**：偏頭痛患者的大腦即便是在未發作時也無
法適當處理諸如光線、聲響、氣味或觸摸等外部刺激
的感官輸入。舉例來說，當不同房間的電視同時啟動
時，你可能會對相互衝突的聲音感到厭惡；或是在乘
車途中難以忍受穿過樹葉間隙閃爍的陽光。

- **觸摸痛（allodynia）**：即皮膚──尤其是頭皮──變
得更加敏感。比如說，你可能會發現就算是輕輕梳理
頭髮都覺得痛，有時甚至只是碰了下皮膚。本症狀較
常發生在反覆發作偏頭痛或是罹患慢性偏頭痛的人身
上。

- **噁心或嘔吐**：發作程度從溫和而輕微到突如其來且嚴
重不等，但並非一定會發生。如果噁心嘔吐，可能會
無法順利服用止痛藥。

- **腹痛**：發作時通常能感覺到明確的開始與結束，大多
痛在肚臍周圍或是整個肚子都在痛。疼痛可能持續
1～72小時不等，嚴重時會影響日常活動。本症狀
可能與同時發生的頭痛有關，但並非必然相關。約有

4～9%的兒童會出現腹痛的狀況，成人則較少見。[2]

- **腸道不適**：有時偏頭痛也會伴隨腹瀉或脹氣。
- **膚色蒼白（pallor）**：頭痛或腹痛者在發作期間或發作後膚色可能會明顯發白，雙眼下緣也會出現黑眼圈。
- **「腦霧」（Brain fog）**：多數偏頭痛患者都會說自己在發作期間難以清晰思考。偏頭痛會影響患者的注意力、問題解決能力、記憶力或思考速度。
- **口語困難**：急性發作的患者有時會難以維持口語清晰可辨，說話會口齒不清或找不到適當詞彙表達語意。
- **臉部或四肢感到發麻刺痛**：通常會發生在身體其中一側。可能只在一兩個部位發作，也可能整側都發麻。
- **頭暈**：這可能只是一次偶發症狀，但也可能是嚴重到會使人失能的平衡感失調，如前庭偏頭痛（見第十二章）。
- **睡眠障礙**：偏頭痛引起的痛楚可能使人徹夜難眠。
- **打哈欠與疲憊**：兩者通常發生在頭痛前、頭痛期間或

2　Jyoti Mani and Shailender Madani (2018), 'Pediatric abdominal migraine: Current perspectives on a lesser known entity', *Pediatric Health, Medicine and Therapeutics*, 8, pp.47–58, www.ncbi.nlm.nih.gov/pmc/articles/PMC5923275

頭痛後。患者會表示自己感到疲憊不堪、精疲力竭。

- **運動功能遲緩**：那些患有偏頭痛的人告訴我，這感覺就像「涉過糖漿」，而且「四肢有如灌鉛一般」。通常這種功能遲緩難以言喻，有許多人不知道該如何形容自己發作的狀況。

- **情緒變化**：易怒、焦慮與情緒低落都可能是偏頭痛發作的一部分。有些人會在發作期間感到十分沮喪，但在發作結束後情緒很快就能恢復正常。然而，當偏頭痛轉為慢性偏頭痛時，這對日常生活造成的影響經常導致焦慮，甚至併發重度憂鬱症（clinical depression）。這方面有不少協助資源可尋，如果你的心理健康因偏頭痛而惡化，請和你的醫生談談。

這真的不是「只不過是頭痛」

這一長串症狀列表就是許多偏頭痛患者在自己的病情被當作「只不過是頭痛」時會如此惱火的原因。每個患有偏頭痛的人頭痛的嚴重程度不一，甚至對某些人來說，頭痛可能還不是最棘手的症狀。

你最困擾的症狀是什麼？最困擾的症狀有換過嗎？

　　進一步了解你的症狀，有助於你向平時看診的醫師或頭痛專科醫師講述你的偏頭痛經驗。臆斷這「都是頭痛的問題」可能會引導你走上一條不合適的治療之路。

　　另一種普遍存在的想法是「真正的偏頭痛」一定會讓人臥床不起，什麼都做不了。這可大錯特錯。很多人在罹患偏頭痛的同時，仍努力克服痛楚繼續把生活過下去──有時借助止痛藥，但大多是靠決心毅力！這就是為什麼有些偏頭痛患者會稱自己為「偏頭痛戰士」。

　　令人遺憾的是，由於偏頭痛的症狀無法為人所見及檢測，因此患者經常受到忽視、經驗不被採信或被污名化。有些人得了偏頭痛，卻誤以為他們的症狀不到該就醫的程度。我就在這告訴你們，這該看醫生。

持續寫下偏頭痛日記

　　當你去找平時看診的醫生或頭痛專科醫師時，**偏頭痛日記（migraine diary）**能協助你說明發作的經歷。鑑於沒有檢測能驗出偏頭痛，你的病史就是做出診斷的關鍵。你的症狀最初如何開始、你受到哪些影響或哪方面變得特別敏感、你的發作有沒有任何模式可循、工作對你的偏頭痛造成什麼影響、你有沒有注意到任何觸發因素，以及有助於（和無助

於）緩解的因素——所有線索都有助於你和醫生或頭痛專科醫師密切追蹤並治療你的病症。〈延伸閱讀及資源〉中附有一些偏頭痛日記和應用程式供你下載使用，我在國立偏頭痛中心服務的患者有不少用了都說好。如果不想用現成表格，你也可以設計自己的逐月紀錄圖表或表單。

不論你選擇用哪一種工具寫日記，都要維持簡單扼要：

- **日期、星期幾和發生時間**：記錄你每個月發作的日期與每次發作開始的時間。
- **疼痛**：以你認為合理的方式列出任何疼痛或其他症狀的嚴重程度。有些人覺得 1 到 10 的分級好用（10 最嚴重），也有人比較喜歡分為 3 等如「輕度／中度／嚴重」或「綠燈／黃燈／紅燈」。
- **藥物**：記下你服用了哪些藥物（如果有的話）以及你是在一天中的哪個時間點服用。用簡單的代碼可以記得更快——舉例來說，A 代表阿司匹靈（aspirin）或是 I 代表布洛芬（ibuprofen）。
- **重要事件**：註明那些可能使偏頭痛惡化的相關事件——讓你感到壓力的事、旅行、聚會或派對、月經週期等。

你不用具體寫出每頓飯的內容——你的日記愈簡單、愈

快寫完，你就愈可能繼續寫下去。別忘了帶著日記去看醫生。

誰會得到偏頭痛？

從兒童期、成年期甚至一直到老年期都有可能發作偏頭痛。男孩和女孩在青春期之前的發病率相同，但女性進入成年期後偏頭痛的發病率是男性的三倍。在所有女性中，偏頭痛較常出現在介於青春期與更年期之間的育齡期間。[3] 過了更年期後，通常發作起來比較不礙事。

偏頭痛遍及世界各地，每年有10億人至少發作過1次偏頭痛。[4] 雖然研究人員尚未發現任何顯著好發偏頭痛的族裔，但地方風土（如明亮、刺眼的陽光或因汙染而變糟的空氣品質）可能對此產生影響。偏頭痛可能較常發作在收入較低或教育程度較低的族群，但尚不清楚究竟是這些因素使人更容易偏頭痛發作，還是偏頭痛干擾了這些人的就學或工作。

3　Stephanie S. Faubion, Pelin Batur and Anne H. Calhoun (2018)，'Migraine throughout the female reproductive life cycle'，*Mayo Clinic Proceedings*, 93 (5), pp.639–45, doi.org/10.1016/j.mayocp.2017.11.027

4　GBD 2016 Headache Collaborators (2018)，'Global, regional, and national burden of migraine and tension-type headache'

　　至少有一點很清楚：偏頭痛是種家族遺傳性疾病。

　　有許多基因會導致偏頭痛，而且這些基因能代代相傳。截至目前為止，研究人員已經確認了染色體上有至少38個可能與偏頭痛相關的基因位置。[5] 有些類型的偏頭痛受到基因影響的程度較高，預兆偏頭痛就是一例。

　　研究人員認為這些基因上的影響會改變大腦的靈敏度，使其更容易受到諸如噪音、光線、氣味和觸覺等感官輸入的刺激。患偏頭痛的大腦也對其他變化更敏感，諸如壓力或荷爾蒙濃度的變化、血糖下降、睡眠形式不佳、空氣品質不佳、天氣變化和其他因素都會影響偏頭痛患者的大腦。

　　你身處的環境也和偏頭痛是否發作有關，因為環境會影響某些遺傳基因表現與否，這個過程稱為**表觀遺傳學**（**epigeneticcs**）。當你遺傳到這些基因時，環境就會左右你實際上發作偏頭痛的機率。基因的「表現」──意思是細胞如何利用基因中的資訊引導自身對傳入訊號作出反應──因人而異，就算是同一個人，也可能有所變化。這就是我們稱偏頭痛是一種**波動性病症**（**fluctuating condition**）的原因，

5　Padhraig Gormley, Verneri Anttila, Bendik S. Winsvold et al. (2016), 'Meta-analysis of 375,000 individuals identifies 38 susceptibility loci for migraine', *Nature Genetics*, 48 (8), pp.856–66, pubmed.ncbi.nlm.nih.gov/27322543

因為發作受到觸發的門檻起伏不定；我們也會說這是一種**譜系病症**（spectrum condition），因為嚴重程度廣泛變化。

你的家族病史

對你和醫師而言，知道你的家人有沒有偏頭痛病史都可能是一條有價值的線索。想想你的兄弟姐妹、父母、祖父母、姑姑、阿姨、叔叔、伯伯和舅舅。其中哪些人可能有偏頭痛的症狀？偏頭痛較常見於女性，我常聽到女人們憶起她們的母親也患有偏頭痛，而且她們母親的母親在更早以前也有過。

不過，如果你看起來是家裡唯一有偏頭痛的人，那也不表示你就沒有家族病史。有許多因素都可能導致你不知道自己的偏頭痛家族病史。

過去有很多人在反覆出現劇烈頭痛和嘔吐後被貼上「噁心嘔吐型」頭痛或「肝膽性」頭痛的標籤。有時偏頭痛會被誤診為緊縮型頭痛或鼻竇炎，也有些根本沒得到相關診斷。那些受到收養的人可能也不知道親生父母的病史。也可能是你的親戚就像我的某些病人那樣，從來沒問過別人、別人也沒問過他們發作的事。

當我與成年偏頭痛患者討論到家族病史時，我會提醒他

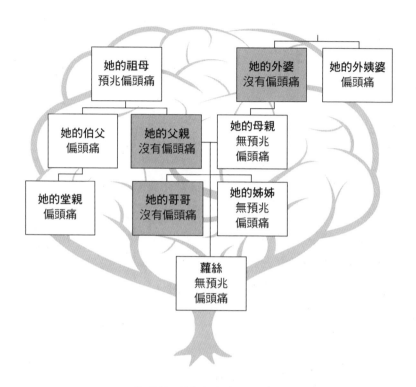

你遺傳到偏頭痛的可能途徑

們也要將孩子納入考量。如果偏頭痛家族病史顯著——舉例來說，父母或兄弟姐妹中有一人患偏頭痛——就滿可能比別人更早開始發作偏頭痛。遺憾的是，兒女和孫子都可能得到較嚴重、發作頻率較高的偏頭痛，似乎也更有可能罹患預兆偏頭痛。

如果父母其中一方有偏頭痛，他們的孩子就有50%的可能性罹患偏頭痛。當父母雙方都有偏頭痛時，機率則增加到75%。

蘿絲的故事

蘿絲今年二十六歲。她患有無預兆偏頭痛，在忙不過來又在因工作壓力而睡不好、有一餐沒一餐，之後再喝點酒時特別容易發作。她三十二歲的姐姐也有無預兆偏頭痛，從大學時期開始發作。她還注意到偏頭痛在懷孕期間完全銷聲匿跡。她們的兄弟和父親都從未有過偏頭痛。

蘿絲的母親40幾歲時開始在工作時感到頭痛，當時她的工時往往很長，而且有時一日吃不到三餐，而她把頭痛歸咎於自己進入更年期。蘿絲的外婆沒有偏頭痛，但她的姊妹——即蘿絲的外姨婆——偏頭痛非常嚴重。

在蘿絲的父親這邊，她的祖母頭痛了一輩子——照她的話來說是「我那沉甸甸的頭」——到九十歲還是偶爾會發作，但很輕微。她年輕時的頭痛在發作前約一小時內會出現視覺變化——即預兆偏頭痛。蘿絲的父親還有個兄弟罹患偏頭痛，他的女兒也有。

和親戚聊聊，試著揭開你的家族病史與基因傳承吧。

何時去和你的醫生聊聊

你或許曾在沒有處方的狀況下用一些在店裡買到的基礎止痛藥控制輕微的頭痛症狀，又或者你之前可能在日漸惡化時去檢查過眼睛，看看問題是不是出在視覺疲勞上。然而，你總有一天還是得向醫生尋求這方面的建議。

如果你身上突然出現劇烈頭痛、體重減輕、高燒、虛脫、意識混亂或感到虛弱等狀況，就需要對此進行全方位的探查以確認原因。如果你有以上任一項症狀，或是有口語困難、視力障礙的狀況，請儘快就醫尋求醫療建議，不要默默忍受那些無法解釋的症狀。

如果出現以下情況，請安排時間和你的醫生好好討論：

- 你的頭痛頻率增加、嚴重程度升高或持續時間變長
- 簡單的處置起不了作用
- 你的症狀影響到你的睡眠、日常活動或工作
- 你還有其他棘手的症狀，如噁心、嘔吐或頭暈
- 你發現光線、聲音或移動身體都會使發作更難受。

當你去找平時看的醫生或頭痛專科醫師時，偏頭痛日記和其他紀錄都有助於說明發作的經歷，所以別忘了確認一下自己有沒有帶在身上。我實在遇過太多病人寫好偏頭痛日記

卻忘在廚房桌上了！

「我當然得做一下腦部掃描吧？」

　　有時人們帶著滿心沮喪前來我的偏頭痛門診。他們已經面對偏頭痛發作一段時間了，也一直在努力尋覓有效的治療方式。他們之前曾經和全科醫師談過，期望能透過各種檢測找出問題所在，結果卻沒有被轉去做檢測。又或是他們已經做過腦部掃描或血液檢驗，得出的結果卻對治療毫無助益。是不是還需要更多檢測呢？簡單扼要的答案是：沒有任何檢測能確認偏頭痛。

　　各種檢測能得到的結果，是確認你的症狀有沒有其他可能的原因。

　　通常醫師會對初次看診的頭痛患者確認血壓並檢查神經系統。這些檢查包含確認你的腦神經功能以及四肢的反射、步態、平衡、力量與感覺。他們還會用眼底鏡檢查你的雙眼後緣（眼底）以確認視神經是否正常。

　　有些血液檢驗有助於排除其他頭痛原因，如巨細胞動脈炎（GCA，參見第十三章）。然而，任何血液檢驗都無法證明一個人罹患偏頭痛。

　　如果醫生認為腦部掃描可能有助於排除其他疾病，通常

會安排你進行電腦斷層攝影（CT）或核磁共振造影（MRI）掃描。

CT掃描以專用的X射線儀器從不同角度拍攝影像，再將其組成一張包含血管、骨骼與軟組織等細節的橫切面圖。這些內容可以顯示腦內是否出血，或是有無中風、腫瘤或顱骨畸形的跡象。**CT血管造影**則是一種更專業的掃描方式，用於尋找未來可能破裂出血的腦血管隆起（動脈瘤）。

MRI掃描以強力磁脈衝和無線電波構成掃描區域的細部橫切面圖，可用於尋找腫瘤、動脈瘤和一些神經性疾病。這些掃描都可以呈現大腦的結構，但無法讓我們得知大腦如何運作，所以我們在其中無法看見偏頭痛。偏頭痛患者的腦部問題與腦部功能較有關──也就是大腦對感官輸入的感知超載做何反應。若將大腦比喻為電腦，你可以說問題不在其「硬體」，而在「軟體」。

腦部掃描也有其風險。有些人進入MRI掃描儀時會發作幽閉恐懼症，而X光檢查的頻率過高也會增加晚年得到癌症的風險，再說掃描發現的異常有四分之一是「假餌」（red herring）──與當事人的症狀無關〔因為在檢查時偶然發現，這些假餌有時也被稱為「偶見瘤」（incidentaloma）〕。有些事物浮出水面只會引起患者和醫生非必要的焦慮，尤其是那些異常其實不需要治療時更是如此。

會不會是其他原因？

　　你和醫生可能用不了多久就能確定你的發作是由偏頭痛引起，但有時診斷結果也可能沒有那麼顯而易見。有些較重大的症狀會使其他頭痛疾患被誤認為偏頭痛。如果你的症狀和家族病史與偏頭痛診斷對不上，那麼你和醫生或許就需要將其他可能性納入考量。第十三章會對這部分進行更詳細的介紹。

　　有許多病人告訴我，他們在來找我之前已經看過很多醫生了。他們曾因疑似鼻竇炎而接受過抗生素治療、作過牙科治療、被轉去檢查頭暈或送到急診室進行腰椎穿刺、掃描以排除感染或腦出血的可能性。有些人則是做了好幾年的偏頭痛治療，但其實他們得到的是叢發性頭痛——雖然與偏頭痛有相似之處，但這種極為痛苦的疾病還是有別於偏頭痛。

　　不過，不同的頭痛成因可以藉由審慎的病史收集辨明。這也是為什麼你若能在看醫生時描述所有身上的症狀以及症狀對你造成的影響，會非常有助於作出診斷。

紅旗警示（red flags）！

　　在某些情況下完全有必要為了排除其他病因而進行腦部掃描，甚至需要儘快去做。醫生們稱這些

情況為「紅旗警示」。以下列出一些重大狀況：

- 一陣極為劇烈且突如其來的頭痛，感覺如同一陣「雷擊」——這需要到急診室接受緊急醫療處置。
- 從未有過的頭痛——尤其在兒童期、懷孕期間、55歲以上或近期受傷後發生。
- 頭痛有所變化——若是正在孕期、過去曾經罹癌或有凝血問題的人應特別注意。
- 與頭痛相關的疑慮——舉例來說，發作是不是伴隨姿態改變而來，或是有沒有感染腦膜炎或HIV病毒的可能性。

所有以往從未發生過以及狀況有變的頭痛都需要認真看待，也要去全科診所或醫院，給經驗豐富的醫療專業人員進行評估。

進一步了解你的診斷

如果你的症狀與偏頭痛發作一致，那麼你很可能就患有偏頭痛。歡迎來到這個俱樂部：有偏頭痛的人可多了。不過別擔心——了解更多偏頭痛的相關資訊有助於你掌控發作的狀況，而我很高興能告訴你：今日我們掌握的偏頭痛相關

資訊比上一代多得多。

那些與偏頭痛相關的基因和疼痛化學物質的相關發現，都有助於進一步了解大腦在頭痛發作的每個階段發生了什麼事，也包括感官輸入對觸發偏頭痛有何作用。在下一章，我們將會更詳細地了解偏頭痛的發作狀況，協助你將偏頭痛對生活造成的影響降到最低。

第 2 章
了解發作階段與觸發因素

　　「要是我知道究竟是什麼東西觸發我的偏頭痛發作就好了！」是我常在診間中聽見的哀怨哭訴。知道你的大腦比別人更容易被感官輸入刺激是一回事，在充滿感官輸入的世界中掌控生活則是另一回事。尋找觸發因素可能是個令人沮喪的過程，特別是因為有不少人會在錯誤的時間點去找——在頭痛開始前不久或在開始頭痛時。你的發作可能在那之前就已經開始了。

　　這是因為偏頭痛發作分成四個階段。儘管腦部掃描無法作為偏頭痛的診斷依據，但研究人員已經能用**功能性磁振造影掃描儀**（functional MRI scanner）觀察偏頭痛發作時的大腦活動變化，並偵測到流向大腦不同區域的血流在神經細胞

（neuron）活化時隨之產生的變化[1]。

功能性磁振造影掃描顯示，偏頭痛發作期間有兩個特定區域的神經細胞處於活躍狀態。其中一區是下視丘，是一塊位於大腦底部的小區域，參與釋放激素與調節幾項身體的自動機制，如體溫、心率、食慾以及睡眠形式。另一區則是腦幹，連結大腦與脊髓以及臉部和頸部的主要神經——那些感知視覺、聽覺、嗅覺與味覺的神經。腦幹對於控制身體的自動機制同樣不可或缺。掃描結果顯示這些區域在頭痛開始前就開始呈現出類似偏頭痛發作期間所見的狀態，這些變化也可能在頭痛消退後持續一段時間。

如果你的發作愈發頻繁，偏頭痛的四個階段可能就會變得比較模糊，階段之間會相互融合。儘管如此，逐一考量各階段還是很有用，因為這四個階段會逐漸累積，問題也會變得愈來愈大，就像本來只有一把雪，滾過更多雪後就成了一顆逐漸變大的雪球。如果沒有及早治療，或是你嘗試的治療

1　Todd J. Schwedt and Catherine D. Chong (2015), 'Functional imaging and migraine: New connections?', *Current Opinion in Neurology*, 28 (3), pp.265–70, www.ncbi.nlm.nih.gov/pmc/articles/PMC4414904; Todd J. Schwedt, Chia-Chun Chiang, Catherine D. Chong and David W. Dodick (2015), 'Functional MRI of migraine', *The Lancet Neurology*, 14 (1), pp.81–91, www.sciencedirect.com/science/article/abs/pii/S1474442214701930

無效，偏頭痛發作可能就會滾起雪球。

第一階段——前驅（premotion）

偏頭痛可能在你完全意識到之前 2 ～ 72 小時就已經開始發作。約有 77 ～ 87% 的人會在被問起發作過程時憶起第一階段的症狀[2]——醫學上稱之為**前驅症狀（prodrome）**或**前驅期（premonitory phase）**。罹患預兆偏頭痛與偏癱偏頭痛的人（參見第十二章）較有可能提到此階段的症狀。你經歷的發作愈嚴重，就愈可能在此階段出現症狀。

前驅症狀大多循序漸進，我認為此階段就像是一個小雪球正開始從山坡上滾下，在移動的過程中逐漸沾上雪。

你可能會在前驅期注意到的症狀

下列症狀的前七項是最常回報給醫師的症狀：

2　Katarina Laurell, Ville Artto, Lars Bendtsen et al. (2016), 'Premonitory symptoms in migraine: A cross-sectional study in 27144 persons', *Cephalalgia*, 36 (10), pp.95l–9, pubmed.ncbi.nlm.nih.gov/26643378; G. G. Schoonman, D. J. Evers, G. M. Terwindt et al. (2006), 'The prevalence of premonitory symptoms in migraine: A questionnaire study in 461 patients', *Cephalalgia*, 26 (10), pp.1209–13, pubmed.ncbi.nlm.nih.gov/16961788

- 疲憊、睏乏與嗜睡
- 頸部僵硬
- 對光線或聲音的敏感性增加〔畏光（photophobia）或懼音（phonophobia）〕
- 視力模糊
- 哈欠連連
- 膚色蒼白（pallor）
- 對某些食物特別渴望
- 腹痛（腹部不適）
- 多尿（polyuria）
- 頭暈、眩暈或頭重腳輕
- 食慾不振
- 感到燥熱
- 唾液分泌量較平時多〔多涎（hypersalivation）〕
- 口渴
- 難以專注〔知能障礙（cognitive impairment）〕
- 記性變差
- 睡眠障礙
- 情緒變化、哭泣或易怒。

所幸，似乎沒有人一次碰上所有前驅症狀。研究人員的報告顯示患者通常會有兩種以上的前述症狀，但一個人最多

就是七種左右。[3]

　　哈欠可能無法由自己控制且源源不絕，且只要留心，大多數人會發現自己十分容易注意到這項症狀。但其他症狀可能就需要留心去找。試著找出這些線索，就像當個「偏頭痛偵探」吧。

　　在偏頭痛日記中持續記錄，有助於意識到發作的前驅症狀。起初你會先回顧過往日子裡較為明顯的預兆或頭痛症狀，但或許用不了多久就能在前驅症狀出現時意識到，讓你能更早也更有效地治療你的偏頭痛發作。想想雪球的比喻：如果你趁雪球還很小顆時就撿起來握在手裡，那麼它很快就會融化。早期介入偏頭痛可以大幅改善這些症狀對你的生活造成的影響。

第二階段——預兆（aura）

　　只有約25%的偏頭痛患者會經歷**預兆期**。該階段似乎更常見於男性身上。神經化學物質透過改變細胞上的電荷發

3　Jean-Christophe Cuvellier (2019), 'Pediatric vs adult prodrome and postdrome: A window on migraine pathophysiology?', *Frontiers in Neurology*, 10, art.199, www.ncbi.nlm.nih.gov/pmc/articles/PMC6423905

揮作用,在身體和大腦周邊傳遞訊息。一般認為預兆症狀是由所謂的**皮質傳播抑制**(cortical spreading depression,簡寫為CSD)引起,電訊號此時會以波狀流過大腦。研究人員還無法確定為什麼這會導致那些有偏頭痛預兆的人提及的多種症狀,也尚不了解為什麼CSD不會引發每個偏頭痛患者的預兆症狀。

無預兆偏頭痛——正式定義[4]

別忘了,約四分之三的偏頭痛患者都沒有預兆症狀。如果你符合下列所述,就是罹患無預兆偏頭痛:

1. 未經治療(或治療無效)時,你的頭痛會持續4～72小時。
2. 你的頭痛至少具有兩個下列特徵:
   - 發作在單側。
   - 疼痛有搏動性。
   - 中度至重度疼痛。

---

4 International Headache Society (2018), 'Migraine without aura', International Classification of Headache Disorders, 3rd edn, ichd-3.org/1-migraine/1-1-migraine-without-aura

3. 你會因為頭痛而避免進行日常身體活動，如走路或爬樓梯。

4. 在頭痛期間，你至少經歷其中一種下列狀況：
   - 噁心或嘔吐
   - 對光線或聲音特別敏感（畏光或懼音）。

5. 你至少有過五次符合這些敘述的發作，且這幾次都不是因為其他疾病所致。

　　預兆症狀本身就是時隱時現的神經性症狀，通常會在頭痛開始前一小時內發生。在一些極為罕見的狀況中，預兆症狀也可能幾乎和頭痛同時開始。預兆症狀的頻率可能在人生的不同階段有所變化。症狀可能在年少時出現，接著在成年後消失，反之亦然。有些女性則是在懷孕期間首次遇到預兆症狀發作。

　　預兆症狀最常表現在視力變化上，在有預兆症狀的人中約有98%會提及某種視覺障礙。[5] 除此之外，也可能表現在其他感官障礙（約36%）、語言障礙（約10%）、頭暈（如前庭偏頭痛）或無力──該處肌肉會暫時麻痺癱瘓（如偏癱

5　Michele Viana, Grazia Sances, Mattias Linde et al. (2017), 'Clinical features of migraine aura: Results from a prospective diary-aided study', *Cephalalgia*, 37 (10), pp.979–89, doi.org/10.1177/0333102416657147

偏頭痛）。

　　我們查覺到的視覺障礙可能有許多不同型式。有一組研究人員在2019年回顧許多關於視覺預兆症狀的研究，將其彙整成一份清單，其中列出25種不同的「基本視覺症狀」，包括看到曲折狀或鋸齒狀線條、明亮閃光、視野模糊不清、出現盲點或黑點、視雪症（visual snow）以及「就像透過一層熱氣或水看出去」。[6]

　　有些更不常見的視覺障礙名字取得相當悅耳。包括「偏盲」（hemianopsia，半邊視野消失）、「視物變形症」（metamorphopsia，網格上的直線看起來卻是曲線）和「擺動幻視」（oscillopsia，週遭的物體就算靜止不動，看起來也像是在擺動與移動）。「閃光暗點」（teichopsia）是一種盲點閃爍症狀的名稱，基本上這個症狀就是兩種預兆症狀的結合——閃爍且呈鋸齒狀的光線從視覺中心逐漸向外圍擴散。

　　視野失真的狀況也可能發生，即事物看起來比實際距離更遠。我有位患者對此的說法是「就像是用錯誤的方式看雙

6　Michele Viana, Erling Andreas Tronvik, Thien Phu Do et al. (2017), 'Clinical features of visual migraine aura: A systematic review and proposal of an official list', *Journal of Headache and Pain*, 20 (1), art.64, ihs-headache.org/wp-content/uploads/2020/06/3717_viana-poster-aura.pdf

筒望遠鏡」。有種少見的預兆症狀還包含錯綜的幻覺，患者會看到諸如人或動物等當時不存在的事物。從《愛麗絲夢遊仙境》作者路易斯・卡羅的日記來看，他也經歷了偏頭痛發作。有人認為視覺上的預兆症狀可能激發了故事中某些奇特場景與人物的靈感，但這可能只是另一個神經學神話罷了。[7]

辨識偏頭痛患者的預兆症狀很重要，因為這與心跳不規則或加快〔心房微顫（fibrillation）〕有關，而心房微顫會增加中風風險，中風則可能危及性命。[8] 如果有預兆症狀的女性使用含雌激素的藥物避孕，可能還會有更高的中風風險。

你可能在預兆期注意到的症狀

別忘了，只有約四分之一的偏頭痛患者有預兆症狀。這些症狀通常會在一個小時內時隱時現：

- 視覺障礙
- 幻聽

7　Foxhall (2019), *Migraine: A History*

8　Viana, Tronvik, Phu Do et al. (2019), 'Clinical features of visual of migraine aura'

- 幻嗅覺（phantosmias）
- 發麻或刺痛〔感覺異常（paraesthesia）〕
- 聽力減退
- 臉部或身體單側肌肉無力
- 打嗝
- 發冷
- 皮膚敏感
- 尿量增加
- 頸部疼痛
- 情緒起伏不定且易怒
- 疲憊與嗜睡。

其他種預兆症狀就罕見多了。如果在工作時發作預兆症狀，患者的口語問題會增加其生活難度。還可能出現暫時性失語症（aphasia），這時無論是寫作還是口語，患者都無法組織語言。他們可能知道正確的詞彙，但是當他們試著說出來時就成了喃喃自語，或是聽起來錯亂不清。這種狀況曾經發生在一位於葛萊美頒獎典禮現場直播的記者身上。

有些罹患預兆偏頭痛的人說他們有幻聽。這些幻聽可能是人聲、樂曲或重複的嗶嗶聲，與耳鳴（tinnitus）不同。這種幻覺在偏頭痛中很罕見，而且也可能由其他病因引起，因此如果你有該幻覺，最好再進一步排查。

　　幻嗅（olfactory hallucination）則與不存在的氣味有關。雖然目前尚未被當作預兆症狀，但幻嗅似乎的確會在這個階段發生。有人說自己會聞到難聞的氣味：如燃燒、煙霧、瓦斯、硫磺、腐肉或金屬味；有人則聞到比較討喜的香氣：如甜瓜、茉莉花或香草。

　　所幸，基於預兆症狀本身的性質，上述所有紊亂或障礙都只是一時發作，在偏頭痛發作結束後就消退了。

　　我把預兆症狀當作逐漸增加衝力和體積的雪球，它還沒有又大又快到難以停下。這時的雪球還有點粉質，一層層包覆得很輕盈，也就容易壓碎。在本階段服藥可能有助於阻止你的偏頭痛在其發展之路上逐漸累積。

第三階段——頭痛（headache）

　　接下來是多數人在提到罹患偏頭痛時都會聯想到的**頭痛期**。毋庸置疑，頭痛期可能是最嚴重也最使人失能的階段。在大部分敘述中，那種痛有搏動性，也可以說是陣陣抽痛。可能從頭部任一處開始發疼，疼痛位置也會在發作期間移動。雖然單側發作的說法很經典，也因此得名偏頭痛〔公元二世紀的羅馬與希臘醫生蓋倫稱其為**半顆顱骨（hemi-**

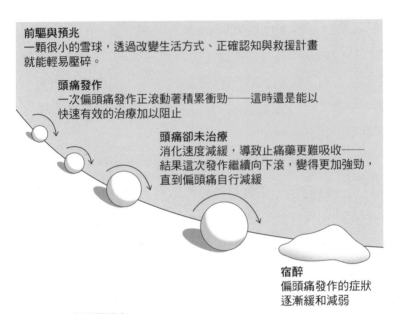

前驅與預兆
一顆很小的雪球，透過改變生活方式、正確認知與救援計畫
就能輕易壓碎。

頭痛發作
一次偏頭痛發作正滾動著積累衝勁——這時還是能以
快速有效的治療加以阻止

頭痛卻未治療
消化速度減緩，導致止痛藥更難吸收——
結果這次發作繼續向下滾，變得更加強勁，
直到偏頭痛自行減緩

宿醉
偏頭痛發作的症狀
逐漸緩和減弱

你的偏頭痛層層疊加，
就像顆滾下山的雪球

crania），因為疼痛遍及半顆頭[9]〕，但它可能一次痛在兩

側，也可能蔓延到整顆頭。甚至還可能在臉部、頸部或肩膀

感覺到。

9　Katherine Foxhall (2016), 'Migraines were taken more seriously in medieval times – where did we go wrong?', University of Leicester Press Office, www2. le.ac.uk/offices/press/think-leicester/health-and-medicine/2016/migraines-were-taken-more-seriously-in-medieval-times-2013-where-did-we- go-wrong

　　頭痛通常持續 3 ～ 72 小時，兒童通常比成人更快緩解。每一次發作的狀況都不一樣，有些頭痛相對輕微，有些則非常嚴重。通常劇烈頭痛時也會反胃或嘔吐，而這方面的情況也可能十分嚴重。也有很多人說自己當時對光、聲音和氣味都變得更敏感，頭皮還可能光是摸就覺得痛。我的病人中有一些就無法在頭痛時綁馬尾，甚至沒辦法梳頭。這種對一般觸摸變得敏感的現象〔觸摸痛（allodynia）〕特別容易發生在患慢性偏頭痛的人身上。對動作變得更敏感則會使簡單的日常瑣事（如清空洗碗機）變得難以忍受。人在劇烈頭痛期間通常會待在昏暗的房間裡尋求寂靜。頭痛足以讓人從睡夢中醒來，不過我的病人有時也會告訴我睡覺有助於減輕疼痛。

　　我認為這個階段就像雪球在從山上滾下來的過程中累積了強而有力的衝勁，也變得愈來愈堅實、龐大且有力。

　　在頭痛期儘快服藥十分重要。藥吃得太晚——假設你在頭痛變嚴重前一直推遲服用止痛藥——可能會導致你的藥物效果減弱或徹底無效。如果你在頭痛期嘔吐，甚至可能難以服藥。

　　然而，對許多偏頭痛患者來說，縮短頭痛期、減輕嚴重程度其實並非難事。第七章會具體討論這方面的應對策略。

你可能在頭痛期注意到的症狀

- 頭痛——單側或雙側
- 臉部、頸部或肩膀疼痛——同樣也可能在單側或雙側
- 噁心或嘔吐
- 對光（畏光）、聲音（懼音）、氣味和動作的敏感性增加
- 皮膚敏感（觸摸痛），尤其是頭皮
- 鼻塞
- 腹痛
- 易怒。

第四階段——「宿醉」（hangover）

偏頭痛的第四階段正式稱呼是**後期症候期**（postdromal phase），但患者通常稱之為「宿醉」，因為其中有許多症狀與你出門大醉一晚後可能出現的狀況很像。偏頭痛的宿醉期從頭痛終於消退開始，一直到患者感覺自己完全恢復正常為止，這可能會歷經幾天時間。有些人覺得這個階段讓人無

法正常生活，而至少80%的發作都會經歷本階段。[10]

　　不論頭痛有多嚴重、吃了什麼藥，宿醉症狀通常都需要一到兩天才能消除。大部分的人——某項研究中有高達88%的人[11]——表示自己對此感到筋疲力盡。有超過半數的人難以集中注意力，約42%的人則說他們頭痛期的頸部僵硬會延續到此階段。對光和聲音的高度敏感可能依然惱人，噁心感也會延續。

　　有些人還發現前驅症狀又回來了。看來導致第一階段出現這些症狀的腦部變化，在預兆和頭痛兩個階段後，依然持續到宿醉期。人在從偏頭痛的頭痛期恢復時常常輕忽自己的「宿醉」症狀，尤其是頸部僵硬以及對光和聲音特別敏感。可能是因為頭痛消退令人放鬆下來，所以他們才沒有發現揮之不去的症狀有多麼顯著。

　　再回到我的雪球比喻，這時就是雪球融化的時候。它不會一下就消失，而是逐漸消減，其影響也隨之降低，直到完全消失為止。

10　Cuvellier (2019),　'Pediatric vs adult prodrome and postdrome'
11　Ibid.

在宿醉期你可能會發現的症狀

- 無力且精神萎靡
- 膚色蒼白
- 嗜睡
- 難以思考與解決問題（知能障礙）
- 噁心
- 嘴饞難抑
- 口渴
- 刺痛、發麻（感覺異常）
- 眼部疼痛
- 視覺障礙

　　當偏頭痛發作完全平息下來，患者就會進入一段有時稱為**發作間期**（interictal phase）的階段。此時你的症狀完全消除，也感覺自己恢復正常——我將其稱之為「晶瑩剔透」的日子。我在診間也會請病人算一算這些日子，既是讓他們細細回味那些美好，也是為了進一步了解他們發作的頻率。

　　令人感傷的是，有太多人的偏頭痛雪球都會再次開始滾動。對於患有慢性偏頭痛或「藥物過度使用頭痛」（medication-overuse headache）的人來說，可能整個月都沒多少晶瑩剔透的日子，工作、學習和社交等日常也就變得困難重重。

找觸發因素值得嗎？

當我和病人開始討論控制偏頭痛的計劃時，我可以理解他們想找到一件事，或許做了或不做它就能阻止發作。可惜，事情並非這麼單純。觸發因素會相互疊加，刺激大腦，將其敏感性推向閾值──瞭解到這點比較有助於改善病情。一旦突破閾值，偏頭痛就會開始發作。

有些研究者認為，在罹患偏頭痛的大腦中，神經細胞產生的能量不及其所需。當這些細胞的能量下降時，就比較容易因感覺輸入而超過負荷。如果該情況發生在下視丘和腦幹，會導致活化三**叉神經血管系統**（trigeminovascular system）──腦內傳遞疼痛訊號的神經網路──繼而引起偏頭痛發作。[12]

正如前文所述，前驅期作為偏頭痛發作的第一階段，可能在預兆症狀或頭痛出現的72小時前就開始了。患偏頭痛的大腦從那時開始對感官超過負荷有所反應。許多人在前驅期時毫無察覺，所以他們可能會分不清發作初期的症狀與觸發發作的原因。

12　Elena C. Gross, Marco Lisicki, Dirk Fischer et al. (2019), 'The metabolic face of migraine – from pathophysiology to treatment', *Nature Reviews Neurology*, 15, pp.627–43, www.nature.com/articles/s41582–019–0255–4

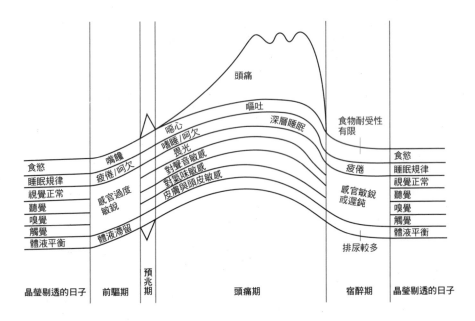

偏頭痛發作的各階段。
經倫敦國立偏頭痛中心（National Migraine Centre, London）授權使用。

　　感官輸入會被身體確認，同時你的神經將訊號傳回大腦
內的神經細胞，如字面上所述地使其興奮。電訊號會觸發生
成神經化學物質與荷爾蒙（如血清素）。[13] 那些受到刺激的

---

13 Johns Hopkins Medicine (n.d.), 'How a migraine happens', https://www.
    hopkinsmedicine.org/health/conditions-and-diseases/headache/how-a-migraine-
    happens

細胞內部電荷也會出現變化，其中每個細胞的內部電荷都會變得比外部電荷帶更多正電。

　　我在前文討論預兆期時有提到皮質傳播抑制（CSD）現象。在偏頭痛患者身上，神經細胞中的電荷在大腦表面（皮層）的傳遞發生波狀變化，這時那些受到刺激的細胞會隨著相鄰細胞被刺激而回歸平靜（且電荷變得更帶負電），因此得名「皮質傳播抑制」。[14] 我們還不知道引發這些波動的原因為何，但這些波動會引發預兆症狀。

　　腦內的神經細胞利用血清素相互交流，但血清素也會影響全身的血管。部份我們在偏頭痛發作時感受到的疼痛可能就來自血管壓力變化與腦細胞發炎〔神經性發炎（neurogenic inflammation）〕[15]——感覺就像那種熟悉的抽痛。然而，這個論點無法完全解釋偏頭痛的症狀，也無法解釋為何神經細胞會變得如此易受刺激。

---

14 Olga Cozzolino, Maria Marchese, Francesco Trovato et al. (2018), 'Understanding spreading depression from headache to sudden unexpected death', *Frontiers in Neurology*, 9, art.19, doi.org/10.3389/fneur.2018.00019; Andrew J. Whalen, Ying Xiao, Herve Kadji et al. (2018), 'Control of spreading depression with electrical fields', *Scientific Reports*, 8 (1), art.8769, www.nature.com/articles/s41598–018–26986–1

15 Yilong Cui, Yosky Kataoka and Yasuhoshi Watanabe (2014), 'Role of cortical spreading depression in the pathophysiology of migraine', *Neuroscience Bulletin*, 30 (5), pp.812–22, www.ncbi.nlm.nih.gov/pmc/articles/PMC5562594

　　要使易受刺激的大腦難以負荷到開始出現這種波狀傳播，需要不少感官輸入同時變化。人們可能會說天氣變化、嘴饞和睡眠不足是觸發因素，但這些事可能只是在偏頭痛進入發作的第一、第二階段時變得較為明顯，從而更容易受到注意。這時大腦其實已經變得過於敏感了。

　　就算你試著記錄可能的觸發因素，也可能找不到確切的發作模式。有些觸發因素可能每次都會導致發作，但也有些僅偶爾才引發一次。

　　回歸偏頭痛的本質，引起發作的原因是「變化」。因此，根據我的經驗，找出特定的觸發因素並不重要，重要的是建立一個能掌握可控事物從而減少變化的例行常規。

可控與不可控的變化

那麼，變化通常會在生活中的哪些方面發生呢？

- **壓力**：這可能是在我的診間中最常提及的觸發因素，壓力變化促使發作的觀點也有大量研究支持。[16] 有趣

---

16 For example, see Nazish Rafique, Lubna Ibrahim Al-Asoom, Rabia Latif et al. (2020), 'Prevalence of migraine and its relationship with psychological stress and sleep quality in female university students in Saudi Arabia', *Journal of Pain Research*, 13, pp.2423–30, pubmed.ncbi.nlm.nih.gov/33116786

的是，**減輕**壓力常導致週末頭痛或所謂的「放鬆」頭痛。當你感到興奮或情緒激動時，皮質醇等壓力荷爾蒙也會釋放並出現濃度波動。告訴患者他們的偏頭痛發作「可能只是因為你壓力太大」往往對他們一點用也沒有，還可能讓他們覺得自己的症狀受到忽視。再說，「止住」壓力也不是件易事。

- **睡眠：**良好的睡眠形式對偏頭痛患者十分重要。睡眠不足、斷斷續續的睡眠和睡得太久都可能引起發作。

- **性荷爾蒙：**許多患偏頭痛的女性都有注意到一種生理期期間的發作模式，這是因為性荷爾蒙中的雌激素會在月經週期中出現波動。有些女性的症狀也會在更年期前後隨著雌激素濃度下降而惡化。

- **生長激素：**荷爾蒙也可能引起青少年發作。腦下垂體在生長加速期會產生更多生長激素，男孩的睪固酮濃度和女孩的雌激素濃度也會在青春期發生變化。但青少年的偏頭痛發作也可能由其他變化因素引起，他們有不同的睡眠模式和飲食習慣，也有許多其他的壓力源與刺激原因。

- **食物：**很多偏頭痛患者都相信自己已經確認某種飲食就是觸發因素。巧克力一直以來常常被認作罪魁禍首，但對巧克力嘴饞其實可能反而是其中一種前驅症

狀。有不少書籍都會提出「偏頭痛飲食」以及一長串為了「治癒」你的大腦而應剔除的食物清單。真正的食物觸發因素其實很罕見。研究人員曾經試圖探尋對偏頭痛患者有效的菜單式飲食策略是否存在，但至今沒有任何研究能找到令人信服且結果可重現的證據，能證明排除任何特定食物或遵循某種特定飲食對每個人都有效。不過，如果你發現每次吃某種食物都會引起發作，那麼避免再吃這種食物還是合理的選擇。但是無止境地去找某種應該負責的「觸發食物」可能就不太值得了，如果你嘗試極端地排除某些飲食，可能反而會營養不良。比起食物，調節你的血糖濃度，避免在一天內經歷雲霄飛車般的血糖起伏更加重要。

• **飲酒**：約有三分之一的偏頭痛患者發現酒精是他們的觸發因素，[17] 有不少來我的診間看診的患者已經完全戒酒，並說：「只是覺得不值得為了喝酒受苦。」然而，飲酒的影響並非始終如一，哪些酒款導致發作也可能因人而異，亦會隨著時間過去而有所轉變。如果

17 Elizabeth Mostofsky, Suzanne M. Bertisch, Angeliki Vgontzas et al. (2020), 'Prospective cohort study of daily alcoholic beverage intake as a potential trigger of headaches among adults with episodic migraine', *Annals of Medicine*, 52 (7), pp. 386–92, pubmed.ncbi.nlm.nih.gov/32306754

酒精是觸發因素，就可能在飲酒後三小時內迅速產生影響；也可能慢一點，在幾個小時後引發頭痛，就像典型的宿醉。酒精也會導致血糖下降、脫水、影響睡眠品質，還能用來緩解壓力或慶祝——參與其中時會感到十分激動。對某些人來說，咖啡因可能才是罪魁禍首，而且脫水也可能引起發作。上述這些因素都可能是偏頭痛更容易發生的原因。

• **天氣：**有些人表示對天氣變化特別敏感是自己的觸發因素，目前也有幾份關於天氣與偏頭痛之間關係的研究。濕度、溫度和氣壓變化等因素都做過研究，但結果並不一致。[18] 與其他天氣因素相比，氣壓下降導致天氣變化無常且多雨似乎對患者造成比較多困擾。[19] 雷雨與低氣壓有關，而且有些研究人員發現在有閃電的日子裡似乎有較多偏頭痛發作，他們認為這可能是

---

18 Hirohisa Okuma, Yumiko Okuma and Yasuhisa Kitagawa (2015), 'Examination of fluctuations in atmospheric pressure related to migraine', *SpringerPlus*, 4, art.790, www.ncbi.nlm.nih.gov/pmc/articles/PMC4684554; Hayrunnisa Bolay and Alan Rapoport (2011), 'Does low atmospheric pressure indepen- dently trigger migraine?', *Headache*, 51 (9), pp.1426–30, pubmed.ncbi.nlm.nih. gov/21906054
19 Kazuhito Kimoto, Saiko Aiba, Ryotaro Takashima et al. (2011), 'Influence of barometric pressure in patients with migraine headache', *Internal Medicine*, 50 (18), pp.1923–8, pubmed.ncbi.nlm.nih.gov/21921370

因為電磁效應。[20] 不過研究並未發現任何科技電源
（如電源線或手機）導致偏頭痛的證據。

- **光線、圖形與季節**：眾所周知，偏頭痛患者會畏光，
發作時尤其如此。研究人員目前則在研究幾個課題：
光線會引起發作嗎？還是對光線敏感屬於前驅症狀？
偏頭痛患者是不是一直都對光線敏感，即使是在發作
間期也依然如此？說來奇怪，在實驗室環境中將偏頭
痛患者暴露在明亮、閃爍的燈光下並不會引起發作，
就算實驗對象是自認光線是觸發因素的人也得出一樣
的結果。在挪威，研究人員發現偏頭痛發作的頻率在
每年的永晝期間都會增加約 12%。[21] 有些偏頭痛患者
在發作間期會對圖形更為敏感，尤其是條紋和對比強
烈的顏色。我有些患者就發現自己很難直視透過百葉
窗的光、網格、斑紋或條紋衣物。

---

20 Jan HoRmann and Ana Recober (2013), 'Migraine and triggers: Post hoc ergo
    propter hoc?', *Current Pain and Headache Reports*, 17 (10), art.370, www.
    ncbi.nlm. nih.gov/pmc/articles/PMC3857910

21 R. Salvesen and S. I. Bekkelund (2000), 'Migraine, as compared to other
    headaches, is worse during midnight-sun summer than during polar night: A
    questionnaire study in an Arctic population', *Headache*, 40 (10), pp.824–9,
    pubmed.ncbi.nlm. nih.gov/11135027; Hallvard Lilleng and Srein Ivak Bekkelund
    (2010), 'Arctic environment triggers migraine attacks', *Canadian Family
    Physician*, 56 (6), pp. 549–51, www.ncbi.nlm.nih.gov/pmc/articles/PMC2902942

- **氣味**：對氣味敏感〔懼臭症（osmophobia）〕是其中一種偏頭痛發作的症狀，也常作為**觸發因素**被提出。只需一股難聞的氣味就足以在短時間內引起發作。當坐上公車，鄰座的人為自己身上噴了喜歡的香水時，可能在十分鐘內就引起發作。對於會因此觸發偏頭痛的人來說，如果同事能體貼地避免噴上氣味濃烈的香水或食用味道強烈的食物，那就幫大忙了。這似乎也是發作間期仍會持續存在的感官敏感。

- **運動鍛煉與體能活動**：有幾種運動鍛煉會引起發作，這個主題會在第四章中作更詳細的探討。我也曾經聽患者說過他們嘗試對肩頸部進行按摩或其他物理治療，卻沒有改善偏頭痛，反而變得更嚴重了。不過也有人覺得按摩大有幫助。

或許有些偏頭痛患者對特定的觸發因素有反應，但其他患者則不然。讓我們再次回顧觸發因素相互疊加的概念，感官敏感者在累積數個觸發因素刺激後才會開始發作。不過，如果你已經發現某些事物總是會使你發作，那麼盡量避免這些就是合理的選擇。

有些頭痛專科醫師認為學習「應對」觸發因素而非完全

避免可能才是上策。[22] 依照他們的說法，完全避開可能會讓患者更敏感。舉例來說，總是戴著墨鏡的人可能對光更加敏感。然而，這點在科學上還沒有明確定論。

　　日常事項可以盡可能減少觸發因素相互疊加的機會，避免開始滾起偏頭痛發作雪球。同理，將日常生活中的變化控制在有限範圍內也可能降低偏頭痛的頻率。我在看診時會對患者指出我們最能控制的部分：飲食的規律與食材選擇、運動鍛鍊的方式與種類，以及就寢時間。接下來三個章節就會逐一探討這些事，接著我們再來討論如何應對壓力──也就是最常見的觸發因素，或許也是我們最需要降低的因素。

22　Paul R. Martin (201o), 'Behavioral management of migraine headache triggers: Learning to cope with triggers', *Current Pain and Headache Reports*, 14 (3), pp.221–7, pubmed.ncbi.nlm.nih.gov/20425l90

第 3 章
何時吃？吃什麼？

　　你可能已經試著找過某種或許能一勞永逸解決偏頭痛的飲食，這些飲食標準難以捉摸，或許你也在這件事上碰壁過。不碰某些食物、戒酒或減少咖啡因攝取，都是我的患者探索過的策略，還有不少人試過在自己的療法中加入草藥製品或補充劑。要用這種作法找到能成功解決偏頭痛的食譜得費上許多心力——可能還會花很多錢！

　　你的大腦無疑與腸道密切相關，因此找到一種健康且均衡的飲食和營養攝取也有助於保持腦部健康。我們將在本章回顧一些公認對改善偏頭痛有效的飲食調整，並指明哪些食物應該避免，哪些則不須改變。

注意你的血糖濃度

　　升糖指數（GI）是一種衡量食物影響血糖（葡萄糖）濃度程度的指標。高 GI 的食物會使你的血糖迅速升高，促使胰島分泌胰島素（如果你的胰島健康的話）。胰島素驟升會

促使葡萄糖轉化成脂肪，貯存在以脂肪細胞和肝臟為主的器官組織中，從而降低血糖濃度。如果這種狀況反復發生，你的細胞可能會對胰島素作用產生抗性，這時胰島若要降低等量的血糖濃度就得製造更多胰島素。

低 GI 食物有時也被稱作「熱量緩釋食物」，這些食物使血糖升高的速度較慢，釋出熱量以提供身體所需的過程也較持久。減少血糖濃度波動似乎對某些人來說確實能避免偏頭痛發作，[1] 目前看來遵循低 GI 飲食的人也較少發炎。

雖然具體原因尚未辨明，有研究人員觀察到部分偏頭痛患者的血中胰島素濃度與胰島素抗性都高於平均值，不過目前尚未確定這是偏頭痛的部分原因或只是巧合。[2] 還有些案例顯示，可以在部分肥胖者身上發現他們體內與發炎和疼痛

---

1 Gökhan Evcili, Uygar Utku, Muhammed Nur Ö ün and Gökhan Özdemir (2018), 'Early and long period follow-up results of low glycemic index diet for migraine prophylaxis', *Ağrı*, 30 (1), pp.8–11, pubmed.ncbi.nlm.nih. gov/29450870

2 Innocenzo Rainero, Flora Govone, Annalisa Gai et al. (2018), 'Is migraine primarily a metaboloendocrine disorder?', Current Pain and Headache Reports, 22 (5), art.36, pubmed.ncbi.nlm.nih.gov/29619630; Claudia Bernecker, Sabine Pailer, Petra Kieslinger et al. (2010), 'GLP-2 and leptin are associated with hyperinsulinemia in non-obese female migraineurs', *Cephalagia*, 30 (11), pp. 1366–74, pubmed.ncbi.nlm.nih.gov/20959431; A. Fava, D. Pirritano, D. Consoli et al. (2014), 'Chronic migraine in women is associated with insulin resistance: A cross-sectional study', *European Journal of Neurology*, 21 (2), pp.267–72, pubmed.ncbi.nlm.nih.gov/242383yo

途徑相關的神經化學物質濃度高於他人。無論如何，低 GI
飲食或許有助於減少你的偏頭痛發作。

　　憑空估量某種食物的 GI 指數並非易事，但現在有許多
現成的表格可供參考。別預設所有甜食都是高 GI 食物。下
列的附表就能看出猜測這些指數有多難。對這方面多加熟悉
後，你就會瞭解到哪些食物可能有較低 GI，哪些則可能是
高 GI 食物。要說一個大原則的話，釋放能量較慢的食物有
蔬菜以及全麥、豆類等高纖食物，還有一些莓果之類的水
果。

　　如果你的晚餐吃得早，早餐卻吃得晚，期間又沒有其他
進食，又或是兩餐之間的間隔過長、從事激烈運動，都會讓
你的血糖濃度降低。有些偏頭痛患者表示長時間無進食（禁
食）會引起發作。血糖濃度變化可能特別容易影響活潑好動
的兒童。

　　出於以上原因，我建議偏頭痛患者：

- 每餐都要進食。
- 每三到四個小時就吃點東西。
- 試著吃點低 GI 的緩釋能量食品當作睡前零食。

食物	升糖指數
烤馬鈴薯（jacket potato）	111
葡萄糖（參照標準）	100
玉米片	81
西瓜（直接吃）	76
白麵包	75
爆米花	65
薯條	63
碳酸飲料	59
燕麥粥	55
全麥麵包	53
柳橙汁	50
牛奶巧克力	43
草莓	41
紅蘿蔔（熟食）	39
全脂牛奶	39
抱子甘藍	32
鷹嘴豆	28
黑巧克力	23
櫻桃	20
花椰菜	10

一些食物與其大致的升糖指數（GI）[3]

3　These GI figures come from Weight Loss Resources, www.weightlossresources. co.uk/diet/gi_diet/glycaemic_index_tables.htm

　　之前曾針對低 GI 飲食的偏頭痛患者做過研究，結果發現他們在調整飲食三個月後頭痛的頻率和強度都顯著降低。我的患者中也有一些採用低 GI 飲食法，他們說不僅偏頭痛發作的頻率減少，體重也隨之減輕了。他們表示自己變得更有精力，平時身體也比較舒暢。

注意你的碳水化合物攝取量

　　近年來有兩種飲食因其減少發炎與促進健康的潛力而備受關注：生酮飲食與改良版阿特金斯飲食法。[4]

　　生酮飲食已運用在治療癲癇和糖尿病等疾病，最近也有人有興趣嘗試將其用於治療偏頭痛。[5] 該飲食法的目的為減少飲食中的碳水化合物，好使你的身體開始利用儲存的脂肪作為燃料，將其轉化成所謂的「酮體」，一般認為酮體有抗

4　Soodeh Razeghi Jahromi, Zeinab Ghorbani, Paolo Martelletti et al. (2019), 'Association of diet and headache', *Journal of Headache and Pain*, 20 (1), art.106, pubmed.ncbi.nlm.nih.gov/31726975

5　Wajeed Masoon, Pavan Annamaraju and Kalyan R. Uppaluri (2020), 'Ketogenic diet', *StatPearls*, www.ncbi.nlm.nih.gov/books/NBK49983o; C. Di Lorenzo, G. Coppola, G. Sirianni et al. (2015), 'Migraine improvement during short lasting ketogenesis: A proof-of-concept study', European Journal of Neurology, 22 (1), pp.170–7, pubmed.ncbi.nlm.nih.gov/25156013

發炎作用。該飲食法可能藉由在粒線體（細胞內為身體產生能量的微小胞器）的作用而發揮功效。此外，生酮飲食或許也能保護神經細胞，以及調節腦細胞被輸入訊號活化的程度。當你遵循生酮飲食，就得將食物仔細秤量並記錄，以監測所有你吃下肚的食物中碳水化合物、蛋白質與脂肪的比例——很容易就不小心吃進比飲食建議攝取量還要多的碳水化合物。如果你想嘗試這種飲食法，保持充足的水分攝取也十分重要。有些人會進行斷食性生酮飲食，在晚上七點前吃晚餐，並將早餐推遲到第二天中午左右，但這種做法可能不適合你的偏頭痛大腦。剛開始從利用碳水化合物運行身體的「引擎」轉換成用酮體運行時，有些人會因此出現類似流感的症狀。

改良版阿特金斯飲食法（modified Atkins diet）比生酮飲食的限制少一點，有些人發現這種飲食法比較容易遵循。採取這兩種飲食法通常都會出現減重效果，有時體重還掉得很快。

如果你決定試試其中一種，請先諮詢一位對提供飲食營養建議有豐富經驗的醫護人員，讓他們確認你採取的飲食是否適合你的身體狀況，並幫你找出最好的遵循方式。

注意你的體重

　　肥胖與許多健康問題都有關，因此研究人員對於肥胖是否導致偏頭痛惡化進行過研究。得出的證據與跡象有些混雜，但還是能從中指出一種關聯。如果一個人已經達到肥胖的程度，那麼他的陣發性偏頭痛轉變為慢性偏頭痛的風險似乎就比較高。[6] 肥胖也與更劇烈的疼痛和更頻繁的發作有關。[7] 代謝症候群作為一種糖尿病前期徵象，也可能與偏頭痛變得更頻繁有關，[8] 可能原因為脂肪組織釋放發炎物質。肥胖與一般稱為自發性顱內高壓（idiopathic intracranial hypertension；IIH）的另一種原發性頭痛之間無疑有所關聯，在IIH時，腦內壓力會因未知原因而上升（見第十三

6　Marcelo E. Bigal, Richard B. Lipton, Philip R. Holland et al. (2007), 'Obesity, migraine, and chronic migraine: Possible mechanisms of interaction', Neurology, 68, pp.185l–61, www.drperlmutter.com/wp-content/uploads/2013/07/8-Obesity-migraine.pdf

7　Alberto Verrotti, Alessia Di Fonzo, Laura Penta et al. (2014), 'Obesity and headache/migraine: The importance of weight reduction through lifestyle modifications', BioMed Research International, 2014, www.ncbi.nlm.nih.gov/pmc/ articles/PMC3996319

8　Ruhan Karahan Özcan and Selen Gür Özmen (2019), 'The association between migraine, metabolic syndrome, insulin resistance, and obesity in women: A case-control study', Sisli Etfal Hastanesi Tıp Bülteni, 53 (4), pp.395–402, www.ncbi. nlm. nih.gov/pmc/articles/PMC7192290

章）。[9]

對於受肥胖所苦的人來說，減重大多都不是少吃多動那麼「簡單」，因為遺傳、社會互動與環境等一連串因素都會形塑一個人的體重。此外，少吃多動可能還會使偏頭痛患者發作。因此，雖然透過節食與運動減肥或許可行，但也可以考慮其他減肥策略。目前已知減重手術（限縮你的胃部大小好讓你更快感到飽足，藉此改變你的食慾與新陳代謝）有助於減少發作，甚至可能比其他減肥法更有減輕頭痛的效果。[10]

不論是要確認體重與偏頭痛的關係，還是找出幫助偏頭痛患者減重的最佳方式，都仍需進一步研究。

注意你的脂肪攝取量

你可能聽說過最好避免食用飽和脂肪。對 omega-3 與 omega-6 等多元不飽和脂肪的研究顯示，目前看來對我們的

9   Suresh Subramaniam and William A. Fletcher (2017), 'Obesity and weight loss in id10pathic intracranial hypertens10n: A narrative review', *Journal of Neuro-Ophthalmology*, 37 (2), pp.197–205, pubmed.ncbi.nlm.nih.gov/27636748

10 D. S. Bond, S. Vithiananthan, J. M. Nash et al. (2011), 'Improvement of migraine headaches in severely obese patients after bariatric surgery', Neurology, 76 (13), pp.1135–8, n.neurology.org/content/76/13/1135

健康而言最重要的是 omega-3 與 omega-6 的比例。[11]

　　不少人的飲食中都含有過多 omega-6。許多加工食品中的玉米油和植物油都含有這種多元不飽和脂肪，諸如洋芋片、蛋糕、油炸與醃製肉品。而鮭魚等多脂魚類、亞麻仁、菜豆、芒果、菠菜甚至萵苣中則含有豐富的 omega-3。有些食物 —— 如核桃 —— 含有大量 omega-6 的同時也含有 omega-3，就稍微健康一點。

　　有些對偏頭痛患者低脂飲食的研究發現，影響成效的關鍵可能是你吃進去的脂肪種類，而非份量。相較於僅減少 omega-6 攝取量的人，飲食中 omega-3 含量高且 omega-6 含量低的人似乎更少頭痛。在富含 omega-3 的膳食中添加奈米薑黃素（某種在薑黃中發現的薑黃素形式）也可能有所助益。

排除式飲食

　　這章的開頭從較為全面的飲食開始談起，畢竟正如我在第二章所說，在控制偏頭痛這件事上，需要從飲食中排除一

---

11 Harvard Heart Letter (May 2009, updated 20 August 2019), 'No need to avoid healthy omega-6 fats', Harvard Medical School, www.health.harvard.edu/newsletter_article/no-need-to-avoid-healthy-omega-6-fats

兩項甚至幾種食物的狀況少之又少。

　　要確定是哪種食物（如果有的話）引起發作，你得完全不吃有嫌疑的食物至少一個月（排除階段），接著再繼續食用（激發階段），然後看看情況如何。如果你的頭痛銷聲匿跡，只會在再次吃到那種食物後才重現，那麼你的答案就很清楚了。我的診間中有不少人都試過這個過程，有些人成功確認了問題食品，但一無所獲的人更多。即使是因引發偏頭痛而惡名昭彰的巧克力，也未被證實會引起發作。對此最新的猜想認為，嘴饞想吃巧克力或其他食物是偏頭痛發作前驅期的症狀。[12]

　　偏頭痛是一種複雜的疾病，受到許多相互作用的變因影響。研究者針對可能存在的食物不耐症，已經檢測過患者血液中對特定食物產生的免疫球蛋白G（IgG）抗體，看看是否能藉此識別出食物觸發因素。我們的免疫系統會生成抗體對抗病毒或細菌感染，但有時也會徒勞無功，對抗那些理應無害的東西——例如某些食物。這項研究的受試者表示，他們在不吃抗體測試中標記出的食物時，發現自己頭痛的次數有

---

12 Magdalena Nowaczewska, Michat Wicin'ski, Wojciech Kaz'mierczak and Henryk Kaz'mierczak (2020), 'To eat or not to eat: A review of the relationship between chocolate and migraines', *Nutrients*, 12 (3), art.608, www.ncbi.nlm.nih. gov/pmc/articles/PMC7146545

所改善。患有大腸激躁症候群（irritable bowel syndrome；
IBS）的人似乎對這方面的改善特別有感。研究人員得出的
結論是他們使用的「酵素結合免疫吸附分析」血液檢查
（ELISA）可能有助於偏頭痛患者決定要避開哪些食物。[13]
如果在這方面有更多研究的話就幫大忙了。

　　因此，就讓我們來談談一些你或許考慮過從飲食中排除
的具體選擇。

- **組織胺**：這是一種與花粉熱和過敏有關的神經化學物
  質，有些食品含有組織胺，發酵食品如酒精和優格就
  是一例，以及醃肉、貝類、果乾、酪梨和菠菜等。有
  些患者會問我如何在飲食中避開組織胺。

　　人體內有四種組織胺受體，我們稱作H_1、H_2、
H_3和H_4。非處方的抗組織胺口服藥對H_1起作用，可
以阻斷組織胺的作用，讓人不再流鼻水、打噴嚏。

　　與偏頭痛有關的組織胺則更為複雜。目前沒有明
確的證據能證明阻斷H_1、H_2或H_4受體的藥物能減輕
偏頭痛。大腦中似乎也找不到這些受體。H_3受體恰

13 Elif Ilgaz Aydınlar, Pınar Yalınay Dikmen, Arzu Tiftikçi et al. (2013), 'IgG-based elimination diet in migraine plus irritable bowel syndrome', *Headache*, 53 (3), pp. 514–25, pubmed.ncbi.nlm.nih.gov/23216231

恰相反，腦部和整套神經系統中都有其蹤影。對 H_3 受體的研究以及對作用於 H_3 的藥物研發都未來可期，但也都還需要更多研究。

那麼，這就表示你應該從從飲食中挑掉含組織胺的食物嗎？在這方面進行過的唯一一次研究已經是 1993 年的事了[14]，而且執行時必須維持十分嚴苛的飲食，如果沒有專家輔導，可能會營養不良。如果你有嚴重過敏如慢性蕁麻疹（urticaria），這個做法可能有助於改善。

• **酪胺（tyramine）**：這是另一種研究顯示為偏頭痛觸發因素的神經化學物質。這種物質的含量會隨著食物的放置時間更久而增加，這就是為什麼熟成起司、醃菜、煙燻和加工肉品、酸種麵包、其他發酵食品以及紅酒會被視為觸發因素。有些人會為了降低這種化合物的攝取量而不吃乳製品。這種物質對身體的影響力目前還不清楚，1990 年代後就就沒有多少人在在研

---

14 F. Wantke, M. Götz and R. Jarisch (1993), 'Histamine-free diet: Treatment of choice for histamine-induced food intolerance and supporting treatment for chronic headaches', *Clinical & Experimental Allergy*, 23 (12), pp.982–5, pubmed. ncbi. nlm.nih.gov/10779289

究其對偏頭痛中的作用了。由於許多食物中都含有酪胺，要從飲食中去除酪胺可能非常困難。

• **麩質**：小麥、大麥、黑麥都含有該物質，燕麥也多多少少有一些。麥膠蛋白（gliadin）在我們的飲食中以麩質形式存在，乳糜瀉患者食用後身體會有不良反應。乳糜瀉可藉由血液檢查與活體組織檢查得出診斷。一旦確診，患者應終生遵循嚴格的無麩質飲食。

　　乳糜瀉的遺傳因子似乎會使患者更可能有偏頭痛，而受頭痛症狀所苦的人也有較高的乳糜瀉盛行率。[15] 乳糜瀉患者所說的頭痛大多都是偏頭痛，因此這是一種確實能因嚴格無麩質飲食而改善的頭痛相關疾病。

　　如果你有乳糜瀉的家族病史，或是因為其他症狀而懷疑自己患有乳糜瀉，那麼在開始無麩質飲食前一定要先進行血液檢查。如果你在檢查前一段時間不吃麩質，檢驗就可能出現假陰性。

15 Mahsa Arzani, Soodeh Razeghi Jahromi, Zeinab Ghorbani et al. (2020), 'Gut-brain axis and migraine headache: A comprehensive review', *Journal of Headache and Pain*, 21, thejournalofheadacheandpain.biomedcentral.com/articles/10.1186/s10194-020-1078-9

- **咖啡因**：我們當中有誰能說自己一生中從未攝取過咖啡因？我猜這樣的人並不多。全世界的成年人約有80%每天都在飲用含咖啡因的飲品。[16] 這是一種深受人類喜愛的抗疲勞劑與情緒轉換劑。它自然存在於咖啡、茶、可可和可樂果作物中，除此之外還有近60種不同的植物含有咖啡因。添加咖啡因的軟性飲料也日漸增加，甚至還有含咖啡因的瓶裝水！咖啡因似乎能增強阿司匹靈、乙醯胺酚和布洛芬等基礎止痛藥的作用，也經常在市售的複方止痛藥中出現，在宣傳中看起來彷彿能改善偏頭痛。然而，它對偏頭痛的影響並不單純。[17]

  咖啡因的效用源於阻斷腺苷作用，而腺苷是一種幫助我們入睡的重要化學物質。就算只是經常攝取低劑量咖啡因，似乎也會使睡眠障礙與失眠症狀加重。它本身效果不如止痛藥，但能促進止痛藥發揮效用，

16 Melanie A. Heckman, Jorge Weil and Elvira Gonzalez de Mejia (2010), 'Caffeine (1, 3, 7-trimethylxanthine) in foods: A comprehensive review on consumption, functionality, safety, and regulatory matters', *Journal of Food Science*, 75 (3), pp. R77–87, doi.org/10.1111/j.1750-3841.2010.0156l.x

17 Richard B. Lipton, Hans-Christoph Diener, Matthew S. Robbins et al. (2017), 'Caffeine in the management of patients with headache', Journal of Headache and Pain, 18 (1), art.107, www.ncbi.nlm.nih.gov/pmc/articles/ PMC5655397

這就是咖啡因有時被稱為「止痛藥佐劑」的原因。我聽過有些患者說他們用止痛藥和一罐可口可樂就能成功舒緩偏頭痛發作。

　　咖啡因改善偏頭痛症狀的其中一種方式是促進胃排空。當偏頭痛開始發作，你的腸道蠕動會減慢〔胃滯留（gastric stasis）〕。這可能導致噁心反胃，有時甚至會吐，但更嚴重的是這會減緩止痛藥的吸收。咖啡因似乎就能抵消這點。

　　如果你經常攝取過多咖啡因，可能會增加陣發性偏頭痛發作轉變為慢性偏頭痛的風險，還可能增加「藥物過度使用頭痛」的風險。對部分患有偏頭痛的人來說，逐漸減少咖啡因攝取量直到完全從飲食中去除有助於改善症狀——尤其是前庭偏頭痛患者，其主要症狀是頭暈（參見第十二章）。然而，突然戒斷咖啡因可能反而會導致頭痛，這是其中一種可能促成週末偏頭痛發作的因素。

　　我建議適量攝取咖啡因。早上喝一兩杯咖啡，下午一點後就不要再喝，這是個或許還不錯的經驗法則。對於那些未因頻繁使用而產生耐受性的人，130毫克算是有助於改善偏頭痛的最佳劑量。

食物或飲品	分量	咖啡因含量
星巴克－常規調製	474 毫升	259 毫克
沖煮咖啡	237 毫升	70－140 毫克（平均 95 毫克）
濃縮咖啡－一口杯	30－50 毫升	63－120 毫克
紅牛能量飲料	245 毫升	75－80 毫克
沖泡紅茶	237 毫升	50－60 毫克
可口可樂－1 罐	355 毫升	45 毫克
綠茶	237 毫升	28 毫克
巧克力塊	28 公克	15 毫克
低咖啡因咖啡－沖煮	237 毫升	3－6 毫克
博士茶	237 毫升	0 毫克

看看你攝取了多少咖啡因？

茶和咖啡等沖泡飲品的咖啡因劑量都會有所差異，具體還是取決於你的泡製方式以及茶葉和咖啡豆的種類。

咖啡因含量高的能量飲料與癲癇發作、中風等副作用有關，在極少數情況下甚至會致命。別忘了：咖啡因是一種強效的精神藥劑。

「你喝的水夠多嗎？」

有偏頭痛的人常常被問到這個問題。如果多喝一兩杯水就是偏頭痛的解方，那不是很好嗎？不過，儘管水分攝取量常被當作是偏頭痛發作的其中一種因素，但在醫學文獻中並沒有任何證據能證明缺乏水分會導致任何類型的頭痛。此外，我們也不確定究竟要多少水才算足夠。想當然，你每天需要的水量都不一樣，具體取決於環境的溫度、濕度，以及你的活動量、飲食、腎臟和腸道的功能。藥物和酒精也會影響體內的水分平衡。

每天多喝幾杯水是件簡單又便宜的事，所以可以試試看這對你有沒有用。如果多喝水有助於偏頭痛，就繼續這麼做，不過可不要喝過頭了。喝過量的水不是個好主意，甚至可能對身體有害。

營養補充療法

我在診間看到愈來愈多人都在嘗試各種保健食品店鋪、藥局櫃檯或網路上的產品，試著以此減輕他們的偏頭痛症狀。這些產品可能是維生素、礦物質補充劑或草藥配方。讓你的醫生或頭痛專科醫師全面了解你服用的藥物（包括補充

劑）至關重要，因為它們可能和其他藥物相互作用。

營養製劑

腦細胞產生能量的擾動可能是影響偏頭痛發作的重要因素，這使得人們愈來愈關注服用這些稱為**營養製劑**的食品補充劑何以有助於調節腦部代謝變化。

對偏頭痛患者有益的食品營養補充劑有三種：鎂、核黃素和輔酶 Q_{10}（coenzyme Q_{10}）。[18] 這些補充劑的目標劑量都很高，我建議從低劑量開始服用再慢慢增加。如果你決定嘗試其中一、兩種或三種都試，那麼每種都要至少吃三個月才能判斷它們是否有用。包括英國在內的許多國家通常都無法透過醫師處方取得這些補充劑，因此成本可能會是你其中一個考量因素。

- **鎂**：這是種不可或缺的礦物質，有超過3種身體必須進行的化學反應中需要它。一般對鎂做血液檢測時會測量所謂的「細胞外」鎂離子濃度，即血清鎂濃度，這僅佔體內約1%的鎂。研究人員在觀察紅血球內的

---

18 Gross, Lisicki, Fischer et al. (2019), 'The metabolic face of migraine – from pathophysiology to treatment'

「細胞內」鎂離子（這是衡量體內鎂離子更好的辦法）時，他們發現偏頭痛患者的鎂濃度較低，尤其在那些生理期會影響偏頭痛的女性身上似乎更是如此（參見第九章）。[19] 過去有些研究試過連續三個月給予受試者高劑量的鎂（通常是每天服用6毫克檸檬酸鎂）是否能減少發作，也得到了前景樂觀的結果。[20] 食用其他鎂鹽——如蘋果酸鎂和甘氨酸鎂——也可以，或許還一樣有效呢。鎂大多安全無虞，身體對其耐受性也不錯，但有些人口服後會有軟便或腹瀉的現象（鎂含量低的症狀之一則是便秘）。改變攝取的方式或許就能解決這個問題了。在開始服用鎂前請先與醫生商量，尤其如果你有腎臟或肝臟方面的病史更應如此。

- **核黃素（維生素 B$_2$）**：這是另一種參與細胞線粒體產生能量的維生素。有些證據顯示偏頭痛患者的細胞產

19 Lisa A. Yablon and Alexander Mauskop (2011), 'Magnesium in headache', in R. Vink and M. Nechifor (eds), *Magnesium in the Central Nervous System* (Adelaide: University of Adelaide Press), www.ncbi.nlm.nih.gov/books/NBK507271

20 Bas¸ak Karakurum Göksel (2013), 'The use of complementary and alternative medicine in patients with migraine', *Nöropsikiyatri Arssivi*, 50 (Suppl. 7), pp. S41–6, www.ncbi.nlm.nih.gov/pmc/articles/PMC5353077

能過程有缺陷。目前已知人體對每天40毫克的高劑量有良好耐受性，且這有助於預防成人偏頭痛發作。在兒童身上的影響則尚未辨明，但核黃素還是可能有所助益。不過，要注意一點：這種維生素會使尿液特別黃。這對你無害——但如果對此毫無預料，可能會因此驚慌！

- **輔酶Q_{10}**：一般認為這種營養製劑同樣能在我們的細胞中負責產能的部分發揮作用。目前已知每天服用3次100毫克的劑量，並持續3個月以上，可以降低部分成年人的偏頭痛頻率。[21]

- **維生素D**：這種重要的補充劑其實不是維生素，而是一種荷爾蒙，有助於增加身體對鈣和磷等礦物質的吸收。維生素D主要由陽光對皮膚的作用而產生，生活在高緯度地區的人（如英國），體內含量通常很低，畢竟冬季的白晝時間非常短。若人們皮膚色素較深色，或是經常使用高係數防曬乳，或白天很少外出而避開日照（例如值夜班者）通常體內含量也比較低。有許多研究都發現偏頭痛患者的維生素D含量較低，

---

21 Gross, Lisicki, Fischer et al. (2019), 'The metabolic face of migraine – from pathophysiology to treatment'

這些研究也都試圖確認，這只是因為維生素D含量低是個常見問題，還是偏頭痛會因維生素D含量低而加劇。[22] 雖然目前對此仍未得出答案，但由於維生素D對於良好的免疫力、鈣離子濃度調節、協助胰島素代謝都很重要，更不用說還能維持骨骼和牙齒強健，因此最好確保你體內的維生素D含量充足。醫生可以開立一次血液檢驗來確認你的維生素D濃度，也可以建議你每週或每天適合的服用劑量。

草藥配方

有時候，人們會覺得草藥更健康或更安全，因為它們是「天然的」。事實並非總是如此。草藥的效果通常難以評估，因為其中有效成分的配方、劑量和比例都會隨著生產者不同而有不小差異。有些還可能含有潛在的毒性成分，也可能與你服用的藥物產生交互作用。這些產品通常沒有或無法進行精確的安全性測試，有效劑量與治療應持續的時間也難

---

22 Tae-Jin Song, Min-Kyung Chu, Jong-Hee Sohn et al. (2018), 'Effect of vitamin D deficiency on the frequency of headaches in migraine', *Journal of Clinical Neurology*, 14 (3), pp.366–73, www.ncbi.nlm.nih.gov/pmc/articles/PMC6031995

以確定。別忘了，草藥基本上還是藥物，會在體內產生藥理作用，因此不論何時，你都該告訴醫生或頭痛專科醫師任何你考慮服用或已經服用的草藥。

常被提及可治療偏頭痛的草藥有兩種：小白菊和蜂鬥葉。其中有些或許可以安全服用，但也有些存在安全疑慮。

- **小白菊（*Tanacetum parthenium*）**：這種藥草已經用於治療偏頭痛長達幾世紀。其有效成分為一種名為小白菊內酯（parthenolide）的化學物質作用於中樞神經系統。經過研究，結果一致認為人體對小白菊內酯的耐受性佳，雖然沒有訂出具體劑量，但這種物質可能對部分成年人有預防發作的效果。服用後可能有腸胃不適和口腔潰瘍的副作用。至於所謂的「後小白菊」症候群──焦慮、失眠、肌肉與關節僵硬，甚至頭痛──則與長期服用小白菊相關。懷孕期間則不應服用小白菊。

- **蜂鬥葉（*Petasites hybridus*）**：幾個世紀以來，這種草藥一直都用於預防偏頭痛。然而，其對肝臟造成的損害愈來愈引人疑慮，這表示醫師們現在都會建議大家不要服用。這種植物的問題在於含有一組稱為吡咯聯啶生物鹼（pyrrolizidine alkaloids）的化學物質，這些物質有肝毒性，因此有部分歐洲國家禁用蜂鬥葉。

腸腦軸

　　一想到你何時吃、吃什麼的任何組合都可能對緩解偏頭痛有益，就令人驚奇。科學家也是近年才剛開始摸透大腦和腸道之間的關係。

　　我們知道大腦和腸道會藉由迷走神經和神經化學訊號直接進行相互交流，這個系統名為**腸腦軸（gut-brain axis）**。[23] 腸道和大腦的相互作用受到許多不同因素影響，包括壓力荷爾蒙濃度和營養攝取量。已知參與其中的其他物質還有神經細胞製造的蛋白質神經肽（neuropeptide）及組織胺等發炎介質。此外，在我們腸道環境中蓬勃成長的數十億細菌──即我們的**菌群（microbiome）**──也是不可或缺的一環。

　　這些細菌菌落有助於維持健康的免疫系統以及調節葡萄糖代謝。腸道中細菌種類較少的人，肥胖風險可能增加，這也是肥胖者難以減重的原因之一。不良飲食（通常攝取過少膳食纖維）以及抗生素和氫離子幫浦阻斷劑等藥物（例如常用於治療胃酸倒流和某些潰瘍的奧美拉唑）會降低菌群的多

23 Marilia Carabotti, Annunziata Scirocco, Maria Antonietta Maselli and Carola Severi (2015), ‘The gut–brain axis: Interactions between enteric microbiota, central and enteric nervous systems’, *Annals of Gastroenterology*, 28 (2), pp.203–9, www.ncbi.nlm.nih.gov/pmc/articles/PMC4367209

樣性和健康程度。你可以增加你攝取的膳食纖維，並在飲食中加入益生元（prebiotic）食物以及富含益生菌的發酵食物、活性優格或補充劑來改善你的菌群健康。益生元食品中含有一種可以滋養益生菌（有益的微生物）的纖維，對於維持你的菌群和腸道健康很重要。

眾所周知，偏頭痛與某些腸道疾病相關，如腸躁症、發炎性腸道疾病（inflammatory bowel disease；IBD）和乳糜瀉。與十二指腸潰瘍有關的幽門螺桿菌似乎在偏頭痛患者的腸道中也更常見。[24] 不過，不論是對於菌群，還是菌群與偏頭痛的相關性，都還有許多問題有待解答。

成功控制偏頭痛的飲食？

將所有相互衝突的科學證據納入考量後，顯然沒有任何單一的飲食法或營養補充法能對每個偏頭痛患者都有效。反過來說，偏頭痛患者必須根據對自己發作狀況的觀察、衡量任何自己患有的其他疾病（如腸躁症或過敏）以及與醫生或頭痛專科醫師商討嘗試的方向，以此決定自己的飲食。有些

---

24 Arsani, Jahromi, Ghorbani et al. (2020), 'Gut-brain axis and migraine headache'

飲食策略可能對我效果顯著，卻不適合你。

　　不要過度沉迷於食物日記，這少有成效。真正的食物觸發因素在誘使偏頭痛發作方面十分一致，這些食物也比人們想像得少多了。

　　另一方面，根據無數患者的經驗，飲食和營養——尤其是保持穩定一致的用餐時間——已經證實是其中一項有效控制偏頭痛的基礎措施。

　　還有件重要的事得放在心上：我們的血糖濃度不僅僅受到吃進肚子的食物影響。在下一章中，我們將會了解運動和姿態（posture）如何影響大腦。

瑪麗亞的故事

　　當瑪麗亞拜訪我的診間時，她訴苦著自己每個月都有十五到二十天偏頭痛發作。她告訴我那有多麼痛苦，為了安撫自己，她吃進了大量含糖食物和碳酸飲料。我們談了定時進餐的重要性，也試著減少那些含大量碳水化合物的食物和飲料。

　　她三個月後回來複診，這回面帶微笑著走進門。她已經不喝汽水了，也在飲食中加入更多的蔬菜、蛋白質和健

康脂肪，現在每個月只會發作一次偏頭痛。她的衣服尺碼還掉了兩號！對於這些身體上的改變以及改善偏頭痛發作竟然如此容易，她感到又驚又喜。

注意你的正餐和零食的升糖指數，或許對於降低血糖濃度的峰值大有幫助。

第 4 章
鍛鍊身體與大腦

　　運動對我們整體健康益處多多，有句話這麼說：如果運動是一種藥，每個人都該被開一帖。我們都該少坐多動，但是這個老道理對於偏頭痛也是如此嗎？

　　這就得看情況了。取決於你運動的方式、時間以及從事的運動類型。某幾種運動可能對偏頭痛有所助益，但也有些運動可能引起發作。我們會在本章中探討這個主題，也會探討姿態以及運用物理治療（如物理療法、整骨療法、冰敷和熱敷等）對於降低發作頻率或減緩嚴重程度有何作用。

　　無論你決定如何在生活中加入這些作法，都別忘了，敏感的大腦可不喜歡改變。動起來吧，但要慢慢開始，調高任何身體活動都要逐漸進行。

運動有什麼幫助？

　　你可能聽說過一種名為「跑者高潮」（runner high）的現象，甚至可能經歷過。這是一種在特定類型的長時間體力

消耗後會突然產生的正向欣快感。這種「高潮」會在兩類化學物質——**腦內啡**和**內源性大麻素**（endocannabinoid）——釋放後出現，有助於緩解疼痛、壓力和發炎反應，而這兩組化學物質似乎都會影響偏頭痛。

　　腦內啡有時會被稱為「體內的鴉片類藥物」。當身體釋放這種物質時，它們能減緩疼痛。目前已證實規律運動可以增加一種腦內啡（β 腦內啡）的濃度，這種腦內啡可以阻斷體內疼痛途徑的觸發。偏頭痛患者的 β 腦內啡濃度往往較低，慢性偏頭痛患者尤其如此。[1]

　　內源性大麻素的作用似乎與大麻素（大麻中的化學物質）相似。研究同樣發現患偏頭痛的人體內其中一種內源性大麻素〔極樂醯胺（花生四烯乙醇胺，anandamide；AEA）〕濃度較低。[2] 低強度步行並不會釋放 AEA，需要進行高強度或耐力長跑才能使這種令人身心舒暢的系統活化釋放。內源性大麻素在日間以及經過一夜安眠後含量較高——

1　E. Köseoglu, A. Akboyraz, A. Soyuer et al. (2003), 'Aerobic exercise and plasma beta endorphin levels in patients with migrainous headache without aura', *Cephalalgia*, 23 (10), pp.972–6, pubmed.ncbi.nlm.nih.gov/14984230

2　Rosaria Greco, Valeria Gasperi, Mauro Maccarrone and Cristina Tassorelli (2010), 'The endocannabin01d system and migraine', *Experimental Neurology*, 22 (1), pp.85–91, pubmed.ncbi.nlm.nib.gov/20353780

這是個早上起床出門曬點太陽的合理理由。

　　研究發現，對於 β 腦內啡和 AEA 濃度天生較低的人，運動或許有助於增加分泌。[3] 研究人員也研究過以運動預防偏頭痛，[4] 在其中一項研究中，參與的偏頭痛患者分配到的措施分別為：（1）服用專門用於預防偏頭痛的藥物；或（2）遵循放鬆和呼吸練習的療程；或（3）每週運動3次，每次40分鐘。[5] 不論是運動還是進行呼吸練習的組別，在12週內發作頻率的降低程度都與服藥組相同。另一個研究則是一項有氧耐力訓練計畫，令受試者連續10週進行長達30分鐘的慢跑，事後發現他們不僅偏頭痛發作隨著運動而減少，注意力和資訊處理能力也有所改善。[6]

3　A. Deitrich and W. F. McDaniel (2oo4),　'Endocannabin01ds and exercise',　*British Journal of Sports Medicine*, 38 (5), pp.536–41, bjsm.bmj.com/content/38/5/536

4　Faisal Mohammad Amin, Stavroula Aristeidou, Carlo Baraldi et al. (2018),　'The association between migraine and physical exercise',　*Journal of Headache and Pain*, 19, art.83, www.ncbi.nlm.nih.gov/pmc/articles/PMC6134860

5　Emma Varkey, Åsa Cider, Jane Carlsson et al. (2011),　'Exercise as migraine prophylaxis: A randomized study using relaxation and topiramate as controls',　*Cephalalgia*, 31 (14), pp.1428–38, journals.sagepub.com/doi/10.1177/0333102411419681

6　Claudia H. Overath, Stephanie Darabaneanu, Marie C. Evers et al. (2014),　'Does an aerobic endurance programme have an influence on information processing in migraineurs?',　*Journal of Headache and Pain*, I5 (1), art.11, www.ncbi.nlm.nih.gov/pmc/articles/PMC4017768

當然,運動也有助於增強你的精力、提升幸福感和心情、保持心臟和血壓健康,還能讓你睡得更好。注意力、記憶力和問題解決能力等認知功能也可能會有所改善。[7] 你因偏頭痛影響減輕——儘管有偏頭痛也能好好生活——的正向感覺,或許也會振奮你的精神。

我有許多患者都覺得偏頭痛支配了他們的所作所為,而運動協助他們取回了一些掌控。

運動會使偏頭痛惡化嗎?

雖然運動可能對你的偏頭痛有所助益,但並非每個人都適用。正如我們在第二章所見,移動可能會加劇偏頭痛的痛楚,也有些人發現運動會引起發作,這可能導致你完全不再運動。確實有很多大人和小孩都在診間告訴過我,他們因為發作而不得不終止或改變他們原先的運動方式。關於什麼樣的運動可能會引起發作也沒有明確的模式可循,跑步、在健身房舉重、踢足球、溜冰和芭蕾舞都曾在我的病人口中成為誘因。

7　UK Chief Medical Officer (2019), Physical activity guidelines 2019, assets. publishing.service.gov.uk/government/uploads/system/uploads/attachment_data/ file/829884/3-physical-activity-for-adults-and-older-adults.pdf

　　有些證據顯示偏頭痛患者在不發作的日子裡也較少從事體育運動。有些研究者將較低的身體活動量與較多的偏頭痛發作加以連結，[8] 但究竟哪一個先發生，可能就類似「雞生蛋還是蛋生雞」了。研究者在探究此事時，發現約38%的偏頭痛患者說運動是觸發因素，其中超過半數表示他們不得不放棄會引起發作的運動。[9] 頸部疼痛和活動強度似乎都是運動引起發作的主要特徵，高強度的有氧運動（例如用飛輪健身車進行室內騎行）似乎更可能滾起發作的雪球，有些人也說改為進行低強度活動就能繼續運動鍛鍊了。

　　有些研究者認為偏頭痛患者的細胞能量代謝可能存在一些問題，這可能就是發作常與運動有關的原因。也有人認為心率和血壓的變化會導致腦部血管狀態改變，從而引起發作。另一種理論則是下視丘——大腦的一小部分，引發各種荷爾蒙分泌——也參與其中。劇烈運動後，睡眠形式可能會出現變化，其關鍵因素或許是一種名為下視丘分泌素（hypocretin）的神經化學物質，這種物質有助於調節我們的睡眠和喚醒意識，也與嗜睡症有關，甚至或許是其關鍵因

8　Amin, Aristeidou, Baraldi et al. (2018), 'The association between migraine and physical exercise'

9　Ibid.

素，不過仍不確定。

另一個可能的因素是乳酸，當你劇烈運動時，肌肉就會產生這種物質。運動時，乳酸的積聚會帶來「肋部刺痛感」或灼熱感。當你需要的能量超出氧氣供應量時，身體會從消耗氧氣（有氧能量）切換為消耗細胞釋出的葡萄糖（無氧能量），乳酸從而開始生成。這並不危險，但會導致血液和腦中的乳酸含量升高。

此外，研究發現另一種疼痛化學物質「抑鈣素基因系胜肽」（CGRP）的血中濃度也會在運動期間升高。有一項研究顯示，參加半程馬拉松的運動員在完賽後，血液中的CGRP濃度升高為1.5倍。[10] 有些針對CGRP的新藥物十分振奮人心，我們將在第七章和第八章中進一步討論。

不過，別因偏頭痛就停下你的運動。運動在許多方面都對你的大腦和身體有益，值得花點時間去找出你喜歡什麼類型的運動，再慢慢將其作為日常生活的一部分。這有助於保持健康，也會減少引起發作的機會。

---

10 Cantor Tarperi, Fabian Sanchis-Gomar, Martina Montagnana et al. (2020), 'Effects of endurance exercise on serum concentration of calcitonin generelated peptide (CGRP): A potential link between exercise intensity and headache', *Clinical Chemistry and Laboratory Medicine*, 58 (10), pp.1707–12, doi.org/10.I5I5/cclm-2019-I33y

　　一旦你決定了從事的運動之道，就得調整自己的步調。開始運動時要確保自己的水分和「大腦燃料」充足，可以在運動前後都吃一些清淡、易消化的零食，比如燕麥餅、一把堅果或一根香蕉。偏頭痛的大腦可不喜歡挨餓，而運動會使血糖消耗得更快。此外，在運動前後進行熱身與緩和也很重要。

　　每週3次、每次30分鐘地規律進行中等強度運動——足以提高你的心率，讓你呼吸稍喘又輕微出汗——可能有助於減少你控制發作所需的止痛藥。如果你的偏頭痛狀況允許，請遵循你的醫師建議，將上述運動量作為一個好的開始並建立起運動習慣。

瑜伽和太極拳

　　瑜伽是一種速度較慢且有意識的運動形式，已經證實有助於舒緩情緒、控制壓力，也能改善憂鬱和焦慮。有些印度的研究著眼於瑜伽是否同樣有助於減少偏頭痛發作。[11]

---

11 Ravikiran Kisan, M. U. Sujan, Meghana Adoor et al. (2014), 'ERect of yoga on migraine: A comprehensive study using clinical profile and cardiac autonomic functions', *International Journal of Yoga*, 7 (2), pp.126–32, www.ncbi.nlm.nih.gov/ pmc/articles/PMC4097897

　　研究人員發現，瑜珈的緩慢動作甚至靜態的肌肉等長姿勢（按：isometric muscle poses，即沒有使用關節、僅讓肌肉作用的運動，如此處提及的瑜珈或棒式運動等），加上精神清晰地集中在身體活動，作為一般偏頭痛照護之外的補充措施很有效。瑜伽中的深呼吸練習稱為**調息法（pranayama）**，也可能對偏頭痛有所助益。這可能是因為深呼吸可以刺激迷走神經，而迷走神經會在大腦與心臟、肺和腸道之間來回傳遞訊號。該神經是副交感神經系統中的一部分，此系統有時稱作「休息與消化」系統，因為它會減緩心跳和呼吸速率，你的腸道同時則會一邊消化一邊移動食物。

　　如果你對瑜珈感興趣，最明智的作法或許是在開始練習前先找一堂課，並與教練討論你的偏頭痛。首先，我會避免進行律動瑜珈（dynamic yoga）或熱瑜伽（hot yoga）。也要小心任何對頸部造成壓力的姿勢或練習，你可能就得避免進行或至少逐漸進行顛倒姿（inverted posture）和頭倒立（headstand）。在課餘時間練習那些在課堂上學到的作法很重要，我們的大腦需要一些時間才能對這些新技術有所反應，讓這些活動成為一種規律的習慣也有助於減少日常生活中的變化。

　　太極拳是一種已在中國流傳數百年的傳統運動。就像瑜伽，其目的也是透過圓滑流暢的動作，在集中精神的同時也

改善健康狀況、協調肢體與放鬆。研究已證實太極拳能增進
平衡感而防止跌倒，也對心理健康、紓壓和免疫功能都有助
益。在一項對緊縮型頭痛（tension-type headache）進行的研
究中發現太極拳對此有所助益。[12] 另一項香港的研究則發現
每週5天、每天練習1小時太極拳並持續12週可以顯著減少
每個月偏頭痛發作的天數。[13]

蕾貝卡的故事

　　藉由各種藥物加上每天游泳，蕾貝卡在控制陣發性偏
頭痛上取得了一些成果。然而，她換了工作，上班地點也
變了，暫時沒辦法去游泳。我們討論了幾個可以替代例行
游泳行程的運動，最後她決定試試每週一次的瑜伽課。

12　Ryan B. Abbott, Ka-Kit Hui, Ron D. Hays et al. (2007), 'A randomized controlled trial of tai chi for tension headaches', *Evidence-based Complementary and Alternative Medicine*, 4 (1), pp.107–13, www.ncbi.nlm.nih.gov/pmc/articles/PMC1810369
13　Yao Jie Xie, Stanley Sai-chuen Hui, Suzanne C. Ho et al. (2018), 'The effectiveness of 12-week tai chi training on the migraine attack days, body composition, and blood pressure in Chinese women with episodic migraine: A randomized con- trolled trial', *Circulation*, 137, Abstract P034, www.ahajournals.org/doi/10.1161/ circ.137.suppl_1.po34

當時她也說好自己會按時在家練習，立下幾乎每晚都能做半小時的目標。後來她發現在忙碌的一天後以伸展運動和姿態作結——尤其是韻律性的呼吸練習——能讓大腦平靜下來。當我們再次碰面時，她拿出偏頭痛日記，我從中知道她現在需要的止痛藥更少了，也睡得更好。

若是為了改善偏頭痛而運動，並不需要去做大量的有氧運動。其實像瑜伽這種規律而溫和的運動也頗有助益，可以當作一個好的開頭。

冷與熱

有時我會在診間裡問患者：你在偏頭痛發作時比較偏好冷敷還是熱敷？我得到的答案之廣，再次證實了偏頭痛因人而異、每次發作也未必相同。有些患者告訴我用冰袋包覆可以緩解疼痛，另一些則往往朝熱水瓶的暖意伸手。有些人兩者都愛——有人一邊熱敷肩頸，一邊在額頭上蓋著冰涼的毛巾。在肩頸後側稍微加溫可能有助於放鬆緊繃的肌肉。

一般來說，多數偏頭痛患者覺得冷敷的效果比較好。對頭痛施以冷療（cold therapy）已有150餘年歷史。時至今日，我們可以快速有效地用凝膠或冰袋進行冷敷。有一項研

究將冰敷墊圍在前頸部兩側的頸動脈上——那裡會感覺到明顯的脈搏跳動——並探究其結果，而77%的受試者表示這能緩解疼痛，必須服用的止痛藥也減量了。[14]

如果你覺得冷敷對你好像比較有效，但凝膠和冰袋的緩解效果不大，那麼有種名為「偏頭痛帽」（Migra-Cap）的軟兜帽狀產品或許值得一試。[15] 這種可以冰凍冷卻的帽子在戴上後可以同時冷卻頭部前緣、太陽穴與後方頭皮，約能持續緩解頭痛45分鐘。然而它也會蓋住雙眼，所以它不是用來戴著出門的配件，而應在你舒適的家中使用。

4head 或 Kool'n'soothe 這些品牌的薄荷腦凝膠棒或凝膠墊就比較便於攜帶，開始發作時，試著將其貼在額頭上或發疼的頸部肌肉吧。有件事得留心，雖然我的病人中有一部份認為這些產品有效，但也有些人對氣味比較敏感，對他們來說，薄荷腦的氣味可能比較刺激，會發作得更嚴重。

14 Adam S. Sprouse-Blum, Alexandra K. Gabriel, Jon P. Brown and Melvin H. C. Yee (2013), 'Randomized controlled trial: Targeted neck cooling in the treatment of the migraine patient', *Hawai'i Journal of Medicine & Public Health*, 72 (7), pp. 237–41, www.ncbi.nlm.nih.gov/pmc/articles/PMC3727573

15 Serap Ucler, Ozlem Coskun, Levent E. Inan and Yonca Kanatli (2006), 'Cold therapy in migraine patients: Open-label, non-controlled, pilot study', *Evidence-based Complementary and Alternative Medicine*, 3 (4), pp.489–93, www.ncbi.nlm.nih. gov/pmc/articles/PMC1697736

　　有些人發現在冷水中游泳——尤其是在戶外進行「野外游泳」——有助於減輕偏頭痛,這種方法最近在媒體上廣受注目。[16] 其理論為冷水造成的感官衝擊、該衝擊與運動促使的腦內啡釋放,以及身處大自然的舒緩作用,三者相互結合可以減緩疼痛。皮膚中有許多冷覺感知器,尤其是口鼻周邊,將此部位浸入冷水可能會刺激迷走神經並活化副交感神經系統,從而使我們進入「休息和消化」模式。此外,大家也知道身處於大量綠色植物和藍色水域的空間中也能增進安適感。最主要的影響因素究竟是將臉浸入冷水、在寒冷環境下運動還是「藍綠療法」,還需要進一步研究才能確定。

　　安全因素當然不能忽略。浸入水中的瞬間引發的冷休克可能會使人呼吸急促、氣喘吁吁甚至心律不整。[17] 如果你對自己是否適合進行冷水游泳有疑慮,請諮詢你的醫生。

---

16 Anon. (7 April 2019), 'Migraine sufferer completes 100-day cold-water challenge', BBC News, www.bbc.co.uk/news/uk-wales-47831576; '100 Days of Vitamin Sea', www.vitaminseafilm.com

17 M. J. Tipton, N. Collier, H. Massey et al. (2017), 'Cold water immersion: Kill or cure?', *Experimental Physiology*, 102 (11), pp.1335–55, doi.org/10.1113/EP086283

你的姿態

在站直時看看四周的人們，或請別人從側面幫你拍張照吧。你可能會注意到我們之中有許多人的姿態都是脖子帶著頭向前伸，肩膀微彎地前傾。

這種頭前傾的姿態源於我們將大半時間用在那些發生在面前的活動——比如烹飪、寫作或打電腦、滑手機。就算是與親朋好友說說話，我們也會傾身向前。頭很重，頸部肌肉這下得緊緊拴住才能維持頭和脖子的位置。出力的肌肉很快就會又疲勞又緊繃，可能還會開始痛起來。改善這種常見的姿態，或許有助於減少頸部將疼痛訊號傳送到腦內偏頭痛觸發中心的狀況。研究人員目前已經發現，偏頭痛患者的肌肉骨骼功能障礙的比例有所增加。

你可以用背靠牆站的方式檢查自己的姿態——你的後腦勺離牆有多遠呢？現在，讓它貼著牆，但別抬起下巴。若要好好支撐頭部，頭就應該在頸椎的正上方。如此一來，頸部肌肉就能放鬆，也比較不會僵硬。站立時手掌的姿勢也要留意。如果掌心朝後，你的肩膀可能就會過度前彎。只要稍微從肩膀外旋雙臂，使掌心往前轉一點，你就會開始感到自己更健康，站姿也更直了。

頸部疼痛是偏頭痛的常見症狀，多達6%的患者表示自

己有此困擾，還有項研究發現偏頭痛患者的頸部肌肉僵硬程度較高。[18] 在你的頭頸部交會處，脊椎上端的神經纖維在大腦中構成**三叉神經與頸神經複合體**（trigeminocervical complex），這個區域與偏頭痛發作時出現頭痛症狀有關。我常常在想，那些會大量彎曲脊椎頂端或牽動該處周邊部位的運動是不是更容易引起發作。任何頸部可能突然大幅屈伸又突然停下的運動，如拳擊、舉重、蛙泳，都有機會釋放出刺激該區的信號。有些患者告訴我，他們在做完某些針對肩頸部的健身運動後就發作了。在進行耐力運動後，頸部肌肉會維持緊繃狀態以對抗阻力，而有一項對此進行的研究則得到42%的人回報出現頭痛症狀。[19]

在對自己平時的姿態有進一步了解後，你可以看看YouTube，上面有不少關於良好身體姿態的實用影片，對於學習如何改善頭、脖子和肩膀之間的關係很有幫助。去找物理治療師或整骨醫生協助你加強正確的肌肉出力也是個好主

---

18 Jeppe Hvedstrup, Lærke Tørring Kolding, Messoud Ashina et al. (2020), 'Increased neck muscle stiffness in migraine patients with ictal neck pain: A shear wave elastography study', *Cephalalgia*, 40 (6), pp.565–74, doi. org/10.1177/0333102420919998

19 Gabriela F. Carvalho, Kerstin Luedtke, Tibor M. Szikszay et al. (2020), 'Muscle endurance training of the neck triggers migraine attacks', *Cephalalgia*, online first (17 November 2020), doi.org/10.1177/0333102420970184

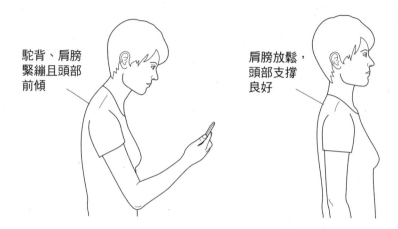

駝背、肩膀
緊繃且頭部
前傾

肩膀放鬆，
頭部支撐
良好

多數人的坐與站姿（左）對比優良姿態的特徵（右）
──脊椎和脖子姿態良好地伸展，肩膀下垂並略微後靠，
頭落於脊椎正上方，下巴微微下縮

意。一開始可能會覺得新姿態有點奇怪，不過有些運動或課
程（如皮拉提斯）就旨在鍛鍊姿態，有助於防止經常隨年齡
增長出現的駝背和頸部僵硬。有項研究顯示練皮拉提斯有助
於改善頭部前傾姿態與頸部動作，還可以減輕肩頸部疼
痛。[20] 不過直至撰寫本書時，還沒有任何研究探討皮拉提斯

20　Sun-Myung Lee, Chang-Hyung Lee, David O'Sullivan, Joo-Ha Jung and Jung-Jun Park (2016), 'Clinical effectiveness of a Pilates treatment for forward head posture', *Journal of Physical Therapy Science*, 28 (7), pp.2009–13, www.ncbi. nlm.nih. gov/pmc/articles/PMC4968495/

對於偏頭痛控制的具體效果。請和你的醫生或頭痛專科醫師
討論當地有哪些可行的協助。

第 5 章
睡個好覺

　　有三分之一的普通人和高達50%的偏頭痛患者受睡眠問題所影響。[1] 良好的睡眠品質實在不可或缺。因此，我們將在本章中探討如何改善睡眠品質，以及睡眠習慣何以改善或加重偏頭痛。我們也會將幾種可能使頭痛惡化的睡眠障礙納入討論。

偏頭痛與睡眠

　　偏頭痛患者可能需要比其他人稍微多一點的睡眠。睡眠時間零散或過短都會使人疲倦，可能進而引起發作，[2] 而那些患有慢性偏頭痛的人睡眠品質往往最差。有偏頭痛的人可

1　Yu-Kai Lin, Guan-Yu Lin, Jiunn-Tay Lee et al. (2016), 'Associations between sleep quality and migraine frequency: A cross-sectional case-control study', *Medicine*, 95 (17), e3554, www.ncbi.nlm.nih.gov/pmc/articles/PMC4998727

2　Leslie Kelman and Jeanetta C. Rains (2005), 'Headache and sleep: Examination of sleep patterns and complaints in a large clinical sample of migraineurs', *Headache*, 45 (7), pp.904–10, pubmed.ncbi.nlm.nih.gov/15985108

能常常難以入眠、作惡夢，或是在半夜至清晨就清醒了。他們也可能會被痛醒。同樣常見的問題還有失眠、不寧腿症候群（RLS）、打鼾與磨牙症（bruxism）。

有些人發現睡覺可以緩解偏頭痛，但也有不少人說賴床睡懶覺、將平時的睡眠時間拉長都是觸發偏頭痛的主要因素。因此引起的發作可能會先累積幾天才一次爆發。有些我的患者靈光一閃，意識到這能解釋他們週一早上的頭痛：週六早上奢侈而懶散的睡眠就是引爆點。搭飛機旅行也很可能擾亂睡眠規律與睡眠品質——這就是為什麼有許多人都在假期剛開始那幾天發作。

良好的睡眠品質與規律的就寢時間對偏頭痛患者的大腦特別重要，但睡眠專家也對成年人都需要睡滿八小時這個迷思做出澄清。[3] 需要多少睡眠因人而異，有些人需要9個小時，但有些人只要6個小時就夠了。在沒有其他疾病導致疲倦的前提下，如果你第二天並不覺得累，那就表示你睡得夠多了。

3　Jean-Philippe Chaput, Caroline Dutil and Hugues Sampasa-Kanyinga (2018), 'Sleeping hours: What is the ideal number and how does age impact this?', *Nature and Science of Sleep*, 10, pp.421–30, www.ncbi.nlm.nih.gov/pmc/articles/PMC6267703

　　正常的睡眠相位淺顯易懂。睡眠分為快速動眼（REM）與非快速眼動睡眠（non-REM）兩種狀態。這些階段以90分鐘為週期交替發生，並以此影響你整晚的睡眠深度。有不少人戴著如Fitbit等電子錶來計算步數、提醒他們動一動甚至檢測心律。不過，別太期待用這些裝置追蹤你的睡眠狀態。儘管這些產品都聲稱它們能提供大量與你的睡眠有關的資料，但這些資訊並不可靠，還可能會導致睡眠焦慮。睡眠專家也建議在睡前取下Fitbit。

　　在腦內，偏頭痛發作時經受的疼痛與睡眠密切相關。當正常的睡眠習慣被打亂而睡眠不足時，大腦的疼痛中樞會更容易受刺激，你對疼痛的感知也會提高。反過來也同理，影響腦神經細胞（腦神經元）的慢性疼痛也會擾亂你的睡眠週期。下視丘──已知是其中一個致使發作的大腦結構──在睡眠調控上也占了一席之地。下視丘中的神經元會產生一種稱作食慾素（按：orexin，為下視丘分泌素的另一名稱）的神經化學物質，這種物質同時作用於控制睡眠清醒週期（sleep/wake cycle）與調節疼痛兩方面。腦內的松果腺分泌的微量褪黑激素則與慢性偏頭痛相關，平時的睡眠清醒週期

亦受其影響。[4]

　　這麼說起來，失眠與偏頭痛互有關係也就不足為奇了，任何一方都會影響另一方。**失眠**——即晚上無法入睡或無法持續沉眠——是最常見的睡眠障礙。失眠患者可能同時受憂鬱或焦慮所苦，有時這是導致他們睡眠障礙的原因，有時則是睡眠障礙招致這些困擾。[5]無論兩者關係為何，治療的黃金方針是**失眠的認知行為治療**（CBTi）。具體做法通常由心理師教導，也可以透過線上課程、應用程式或書籍自行摸索。

　　CBTi的首要策略就是「定住你的一天」。定下一個不變的起床時間，天天堅持，即使在週末也照樣遵循。你的睡眠「燃料」是一種名為腺苷的荷爾蒙，它會在白天逐漸累積，直到濃度高到足以引起你的睏意。這就是上床睡覺的最佳時間點——在你開始昏昏欲睡的時候。如果把你的床當作工作區或娛樂中心的話，你的大腦會在如此調教之下將身處床上聯繫到進行活動。

4　Marcelo R. Masruha, Jaime Lin, Domingo S. de Souza Vieira et al. (2010), 'Urinary 6-sulphatoxymelatonin levels are depressed in chronic migraine and several comorbidities', *Headache*, 50 (3), pp.413–19, pubmed.ncbi.nlm.nih.gov/19817880

5　Harvard Mental Health Letter (2019), 'Sleep and mental health', Harvard Medical School www.health.harvard.edu/newsletter_article/Sleep-and- mental-health

　　CBTi課程中可能也包含放鬆技巧和其他策略。儘管可能得用上幾週時間才能開始收穫更健康、品質更好的睡眠，但在養成新習慣前請保持耐心並持續練習。有不少人發覺這些做法確實能改善他們的睡眠。

改善睡眠的訣竅

- 算出你需要幾個小時的睡眠，並堅守這個時數。注意，可別賴床了。
- 白天外出有助於維持你的睡眠清醒週期。這能確立你的生理時鐘。
- 運動有助於入眠，而這點並不限於睡前做的運動。
- 睡前一小時放鬆下來並將燈光調暗。不要在床上看電視、滑手機或玩遊戲，這會訓練你的大腦在床上保持警醒。
- 避免食用興奮物質。把咖啡因留給日間時光，或乾脆完全不碰。別抽菸──尼古丁也是一種興奮劑。別喝酒，或至少要有個限度，因為這也會擾亂睡眠週期。
- 如果可行的話，儘量讓臥室的功能僅限於穿脫衣物、睡覺與親密接觸──將電子裝置留在其他房間吧。

亨利的故事

亨利在他的公司中擔任常務董事。他在早上6點半起床，並於驅車上班的路上喝杯咖啡，他每天會喝3至5杯咖啡，而這是第一杯。他總說咖啡是他的活力之源。他通常會用上好幾個小時打電腦或打電話，熬到週末時往往已經筋疲力盡。他真的很期待週五晚上喝點酒舒緩一下，接著在週六好好放鬆——6點半的鬧鐘不會響。然而，他的週末卻常被當天稍晚發作的偏頭痛破壞。

為了避免這種「鬆懈型」頭痛成為常態，我們討論出一些他可以嘗試的改變，其中一項就是將咖啡減量到只能在午餐前喝一到兩杯。他也決定每天午餐時間都到附近街上走走，呼吸一下新鮮空氣，順便動一動。他把睡眠習慣改成每天都在差不多的時間醒來，也為此對生活作出一些調整。不過這些努力也有回報，他的偏頭痛發作不再那麼頻繁，工作時也不會那麼疲憊無力了。

從生活各方面著手，採取整體性作為改善睡眠對我們至關重要。當你逐漸適應更規律的睡眠習慣時，要留意那些可能干擾睡眠的興奮物質——不只咖啡因，還有尼古丁、酒精和壓力（不論是良性還是惡性壓力）。

其他睡眠障礙

睡眠障礙除了失眠還有很多種，比如嗜睡症（白天嗜睡甚至會突然睡著）、輪班工作睡眠紊亂（shift-work sleep disorder）與時差。對於偏頭痛患者，其他影響睡眠的情況也值得細究一番。

- **阻塞型睡眠呼吸中止症（OSA）**：你會不會鼾聲如雷，或是深吸一大口氣地醒來？會打鼾的人可能患有阻塞型睡眠呼吸中止症。

  當人進入深度睡眠階段時，鼻子和喉嚨的後側會放鬆並向後靠，接著打鼾就由此而生。在 OSA 的狀況下，這些人的呼吸道先是有部分受到阻塞，接著完全受阻，呼吸也就先變得更大聲嘈雜，然後暫停。二氧化碳會在血液中逐漸累積，最終引發強烈的呼吸衝動──他們可能因大喘一口氣與突如其來的動作而驚醒。一夜可能會重複許多次這個循環。有時當事人只會半夢半醒，對自己身上的現象一無所知，到了第二天就感到精疲力竭。

  患有 OSA 的人甚至可能連自己在打鼾都不知道，更不用說呼吸中止了。這種說詞通常來自枕邊

107

人，他們會抱怨自己「被鼾聲吵醒」或對方「需要輕推一下才會重新開始呼吸」。這種症狀會隨著年齡增長愈來愈常見，男性、體重過重者與脖子粗的人也較普遍發生，但女性甚至兒童也不無可能，尤其是扁桃腺與腺樣體肥大的人更是如此。OSA患者常常會在睡醒時頭痛欲裂，[6] 受這種頭痛所苦的人當中也有不少會出現偏頭痛的特徵。[7]

　　如果你本人或枕邊人懷疑你可能患有OSA，可以填寫一下線上的STOP-Bang問卷（stopbang.ca/osa/screening.php）。如果你填完之後得出的分數較高，請你的家庭醫生協助你轉診進行睡眠檢查，以評估是否需要治療。這種檢查會利用一些設備測量你睡覺時的呼吸型態與含氧量，可以在家進行。如有必要，則須在醫院進行更詳盡的睡眠檢查。

6　Ping-Kun Chen, Jong-Ling Fuh, Hsien-Yuan Lane et al. (2011), 'Morning headache in habitual snorers: Frequency, characteristics, predictors and impacts', *Cephalalgia*, 31 (7), pp.829–36, pubmed.ncbi.nlm.nih.gov/21602422

7　Keisuke Suzuki, Masayuki Miyamoto, Tomoyuki Mikamoto et al. (2015), 'Sleep apnoea headache in obstructive sleep apnoea syndrome patients presenting with morning headache: Comparison of the ICHD-2 and ICHD-3 beta criteria', *Journal of Headache and Pain*, 16, art.56, www.ncbi.nlm.nih.gov/pmc/ articles/ PMC4478186

　　OSA如果沒有妥善處理的話還會導致高血壓與心臟病風險增加，所以請以嚴肅態度看待打鼾。

- **不寧腿症候群**：偏頭痛也與另一種影響睡眠的疾病有關——不寧腿症候群（RLS），也稱作威里斯－埃博姆症（Willis–Ekbom disease）。這種症狀的感覺難以形容，也十分令人不快，會感覺自己的腿就是得動一動，而且只有實際動一動腿才能緩解那種感覺。該症狀通常從晚間開始，接著可能反覆出現到深夜時分，對睡眠品質影響極大。RLS與缺鐵有關，因此如果你認為自己可能有這方面的問題，請讓醫生為你進行血液檢測以確認鐵質含量。

- **睡眠頭痛**（Hypnic headache）：這種頭痛十分罕見，僅在睡眠期間發生。[8] 頭部會在夜間發作不明顯的鈍痛，將人從睡夢中驚醒，主要影響對象為中年以上的女性，患者通常有偏頭痛病史。奇怪的是，睡前喝咖啡似乎反而有助於緩解睡眠頭痛。[9]

8　Marina Ruiz, Patricia Mulero, María Isabel Pedraza et al. (2015), 'From wakefulness to sleep: Migraine and hypnic headache association in a series of 23 patients', Headache, 55 (1), pp.167–73, pubmed.ncbi.nlm.nih.gov/25319633

9　Dagny Holle and Mark Obermann (2012), 'Hypnic headache and caffeine', *Expert Review of Neurotherapeutics*, 12 (9), pp.1125–32, pubmed.ncbi.nlm.nih.gov/23039391

　　許多睡眠問題都會因壓力而更加惡化。當大腦忙於思考各種事情時，就會擾亂你的休息。下一章，我們就來看看搞定這方面問題的技巧。

第 6 章
管理你的心理健康

　　大多數偏頭痛患者都曾經被說過「可能是因為你壓力太大吧。」當然，我也被人說過壓力是我發作的原因。我不喜歡這句話，那就像是在責怪患者，暗示他們沒有自行應對，或是他們應該「冷靜下來」，然後一切就會好起來了。不過，在許多成功的偏頭痛控制計劃中，減輕壓力的確也占有核心地位。

　　承認並治療心理疾患也很重要。曾經有項研究發現偏頭痛患者中有4%伴隨輕度至中度的憂鬱症狀。[1] 偏頭痛與心理健康之間有著錯綜複雜的關係，但這種負面影響可以透過治療改善。

　　在本章中，我們會探討那些可能給大腦帶來壓力的身體與情緒因素，再探索有哪些策略可能可以減輕這種壓力。我

1　Cecilia Camarda, Carmela Pipia, Antonia Taglialavori et al. (2008), 'Comorbidity between depressive symptoms and migraine: Preliminary data from the Zabút Aging Project', *Neurological Sciences*, 29 (Suppl. 1), pp. S149–51, pubmed. ncbi.nlm. nih.gov/18545919

們也會討論到心理健康狀況——尤其是焦慮和憂鬱——通常會如何與偏頭痛共存，以及可以尋求什麼協助。家庭生活同樣會因為這些因素受到影響。

患偏頭痛的大腦會受到什麼「壓力」？

如第二章所述，偏頭痛患者的大腦在基因上就已經預設為會對心理與生理變化做出異常反應，即便在發作間期也還是過度容易受到刺激。長期存在的壓力會使偏頭痛變得愈來愈頻繁，隨著時間推移，你的陣發性偏頭痛最後就會變成慢性偏頭痛。

光線、視覺圖像、氣味和聲音都是會對偏頭痛大腦造成刺激的**生理性壓力源**。我有許多患者透過調低電腦螢幕亮度、下載降低螢幕眩光的軟體、使用手機的「黑暗模式」或戴上有色眼鏡（如 MigraLens、TheraSpecs 或 Avulux 等品牌的產品）以減少光線、眩光的影響。人在外頭時，戴一頂寬邊帽和一副太陽鏡可以減少來自太陽的眩光。而日光燈可能就得關掉或遮蔽，再用檯燈作為替代光源。

條紋和格子等高對比度的圖形也會刺激到一些人。之前有位五歲的患者就請他媽媽不要再把妹妹的制服掛在門上，因為他一看到格紋布料就會非常不舒服，還會偏頭痛發作。

在家要不聞到強烈氣味可能相對簡單，但在工作或外出時就難多了，不論是暴露在香水、食物的氣味或是柴油廢氣中，現場狀況都更難控制。耳機或耳塞則有助於減輕來自外部噪音的壓力。如果可以的話，應該將響亮刺耳的音樂關掉。

減少這些生理性壓力源可以讓你的大腦舒服一點，減少發作的機會，也有助於讓人不用多久就平靜下來。

人們有時候會說自己「壓力太大」，而**情緒性壓力源**也是現代生活中無所不在的特徵。好的壓力令人興奮，也會引起挑戰的動力；壞的壓力則會導致憂慮或沮喪。

壓力透過化學介質影響身體，這些化學介質包括腎上腺分泌的腎上腺素與葡萄糖皮質素。這些荷爾蒙的釋放會導致那些與壓力相關的典型身體反應與感覺：口乾舌燥、心跳加速、胃部翻騰以及焦慮或恐慌。這些反應可能有益，能讓我們在確實發生危險或接近危險的情況下逃離或保護自己，但如果反應時間拉長，或這些反應與實際威脅不成比例，就一點也幫不上忙了。

當我們「壓力太大」時，長期的不良壓力會壓倒身體的反應機制，並逐漸導致身體不適。

壓力荷爾蒙：好消息與壞消息

一開始，有些好消息……

- 注意力與記憶力都得以提升。
- 可以學到一些讓我們更有安全感的新策略。
- 覓食行為能為我們帶來能量來源與力量。
- 免疫防禦機制受到活化。

如果壓力持續下去，就有些壞消息……

- 神經細胞與處理記憶的部分可能會減弱或受損。
- 安慰性進食會導致胰島素抗性，從而導致肥胖，也會增加罹患心臟病與其他疾病的風險。
- 睡眠品質惡化。
- 免疫系統可能受抑制，因而增加受細菌和病毒感染而身體不適的風險。
- 偏頭痛可能惡化並轉變為慢性偏頭痛。

　　不論壓力是好是壞，在導致偏頭痛惡化的誘因中，它都名列最常被提出的幾項。但是，由於發作是由多種觸發因素相互組合而引起，因此僅僅歸咎於壓力無濟於事。

　　偏頭痛是一種終生共存且有起有落的疾病，生活中的壓力事件——如換工作、搬家、遇到經濟困難或家庭衝突——

通常都會增加發作頻率。

　　慢性壓力對我們的身體和大腦造成的耗損，會引發偏頭痛以及憂鬱和焦慮等情感疾患（mood disorder）。了解這點後，我們可以由此開始，看看有哪些事物或許幫得上忙。畢竟，我們無法一再阻止情緒性壓力源出現在我們的生活中。在工作與生活間的平衡，以及生活中無從預料的大事，都常使我們陷入壓力情境。不過我們可以將焦點放在對壓力源作出的反應，降低壓力源對我們的影響。

　　要改變習以為常的反應很難，可能得花點時間才能找出適合你及運用在生活中的減壓技巧。請保持耐心，努力不懈地尋求平靜吧。

自我管理

許多減壓技巧都能在家自行摸索嘗試。

* **呼吸覺察**：可以立刻緩解壓力的簡易放鬆技巧。我們往往會在焦慮或緊張時呼吸得太快，急促的呼吸動用到胸腔上半部，使我們的肩頸部肌肉緊繃。當我們慢慢呼氣時，我們平靜的副交感神經系統就會因此活化。放慢呼吸速度，尤其是呼氣，同時運用我們的腹部肌肉呼吸，有助於讓我們平靜下來，也會減少腎上

腺素分泌。許多YouTube影片、應用程式、書籍和
podcast都會教你如何進行，其中有些會以溫和的聲
音引導，好協助你放鬆入睡。

　　有些人則喜歡舒緩的雨聲或鯨魚聲，我個人倒是
比較偏好在放鬆的呼吸練習時保持平靜無聲。找出你
喜歡的種類並開始練習吧。

- **正念與冥想**：冥想包含三個核心：注意力控制、情緒
  調節和自我覺察。對於偏頭痛患者運用正念
  （mindfulness）與其他種類的冥想所做的研究顯示，
  這些措施可能有助於減輕頭痛程度。[2] 研究也證實經
  常練習冥想可以讓腦部的活化區更穩定、睡眠品質提
  高，還能減輕疼痛。

  　　有一門廣受歡迎的課叫**覺察減壓**（MBSR），能
  從書籍、線上或實體課程學習。這門課會訓練你：

  - 全神貫注於當下。
  - 不對自己作出評判。
  - 意識到自己的呼吸。

2　Qiang Gu, Jin-Chao Hou and Xiang-Ming Fang (2018), 'Mindfulness meditation for primary headache pain: A meta-analysis', *Chinese Medical Journal*, 131 (7), pp.829–38, www.ncbi.nlm.nih.gov/pmc/articles/PMC5887742

在正念冥想中，我們的思緒常對自己喋喋不休。有些患者抱怨這些思緒對於改善偏頭痛毫無用處，而且太容易分心了。這是正常現象。如果你在嘗試正念時遇到這種狀況，那麼你並沒有失敗。其觀念是先留意到你的思緒已經走神了，然後才回歸對身體或呼吸的溫和觀察。內在的平靜會逐漸浮現，無論你在做什麼，都會對當下更有意識。有不少人發現每天停下來做十到四十分鐘的冥想就能改善自己的狀況，而且MBSR也能在吃飯或走路時練習。

研究人員也發現進行精神冥想似乎可以提高疼痛耐受度。[3] 一般來說，平時經常練習冥想對生理與心理都有正面影響的跡象。

為了養成正念習慣，有時我會建議那些平時過於忙碌且壓力太大的患者每天「放假」15分鐘——無需出門！

- **正念認知治療法**（MBCT）：我們的思緒會影響到自身的感受與行為。MBCT關注的重點是我們如何感知

3　Amy B. Wachholtz, Christopher D. Malone and Kenneth I. Pargament (2017), 'Effect of different meditation types on migraine headache medication use', *Behavioral Medicine*, 43 (1), pp.1–8, pubmed.ncbi.nlm.nih.gov/25864906

偏頭痛以及這又如何影響我們的行為。

　　有時，我們對偏頭痛的看法可能無益於改善。其中一個例子是「小題大作」，這時你會想道：「我永遠也擺脫不了偏頭痛，我會一直受其踩躪。」若要給自己訊息，更有用的內容可能是「我的偏頭痛現在很嚴重，但還是希望不久後就能緩解，正在進行的研究可能未來就能幫上忙了。我也知道偏頭痛會隨著時間推移而來來去去。」改變你對疼痛的看法可能有助於減緩這對你日常生活的影響。

　　你的家庭醫生可能會建議你參加MBCT課程，而這些課程通常由心理師主導。疼痛工具包（Pain Toolkit；paintoolkit.org）或疼痛控制計劃（Pain Management Plan；pain-management-plan.co.uk）等有用的自助資源也十分值得一試。

　　這些技巧能協助你學會善待自己，讓你對自己的認知不那麼苛刻，也減少對於自己患有慢性病的內疚感。我們對自己的批評往往較我們對他人的批評嚴苛許多，所以別忘了練習自我關懷。

• **表達性書寫**：有時也稱為「治療性日誌」，已經證實此舉有助於治療慢性疼痛、心理健康問題與偏頭

痛。[4] 生活中的意外事件、創傷與壓力都會導致憂慮的思緒一再浮現，也會沉浸在過去的事件中。藉由寫作，我們可以私密地探索自己的思緒、感受以及過去種種，如此有助於減少痛苦事件一再重回心頭的狀況。有時，將你的痛苦書於紙面也有助於對他人傾訴負面情緒，但這不是表達性書寫的主要目的。如果你覺得自己偏頭痛的頻率或嚴重度會因生活中特定事件的壓力而上升，或許你會發現這種技巧很有效果。

　　還有**感恩日記**，也就是每天都記下幾件你心懷感恩的事——無論大小——這可以提高你的積極度、減輕壓力，還能改善睡眠。[5]

4　Pamela J. D'Souza, Mark A. Lumley, Christina A. Kraft and John A. Dooley (2008), 'Relaxation training and written emotional disclosure for tension or migraine headaches: A randomized, controlled trial', *Annals of Behavioral Medicine*, 36 (1), pp.21–32, www.ncbi.nlm.nih.gov/pmc/articles/PMC2931412; Andrea N. Niles, Kate E. Byrne Haltom, Catherine M. Mulvenna et al. (2014), 'Effects of expressive writing on psychological and physical& health: The moderating role of emotional expressivity', *Anxiety, Stress, & Coping*, 27 (1), pp.1–17, www.ncbi.nlm.nih.gov/pmc/articles/PMC383o62o

5　Randy A. Sansone and Lori A. Sansone (2010), 'Gratitude and wellbeing', *Psychiatry*, 7 (11), pp.18–22, www.ncbi.nlm.nih.gov/pmc/articles/PMC3010965; D. E. Davis, E. Choe, J. Meyers et al. (2o16), 'Thankful for the little things: A meta-analysis of gratitude interventions', *Journal of Counseling Psychology*, 63 (1), pp.20–31, doi.org/10.1037/cou000010y

練習表達性書寫

連續四天，每天坐在桌前十五到二十分鐘。拿起紙筆，而非使用電腦。隨意寫下任何你覺得重要的事，寫字的動作別停下來，也不要去想拚寫或標點符號對不對。專注在那些你特別在意的事上，在你的書寫中釋放負面情緒。如果某些或許可行的解方自然而然浮現了，就寫下來吧。寫完後可別再讀一次，也不要給任何人看。你寫完後，反而應該直接把那張紙撕碎或丟掉。

- **催眠療法**：這是治療用的催眠，目的是誘使人進入深度放鬆狀態。大腦在催眠中較容易接受暗示，目前已將催眠應用於協助轉變對人無益的思維模式以及減輕焦慮。可惜，表演時自願上台的觀眾在舞台上被催眠的景象把很多人嚇跑了。不過，這點無須擔心——催眠並不會讓你失去心智的控制權；當你受到催眠時，沒有人能讓你去做你不想做的事。英國臨床催眠學會（bsch.org.uk）、美國臨床催眠學會（asch.net）與其他國家級機構都有經過註冊與審查的臨床催眠治療師

名單。有不少研究都顯示催眠療法對偏頭痛有益。[6]

- **運動**：別忘了，運動是抒壓的最佳方式之一。早上散步有助於維持你的生理時鐘（即晝夜節律）正常。運動對偏頭痛不僅有我們已經在第四章看過的改善身體健康等益處，研究人員還發現，在公園或樹林等綠地進行體能活動，會比在室內運動更有益於改善心理與情緒健康，即便冬天也是如此。[7] 所以狀況許可的話，就依天氣狀況穿上合適的衣著，到外面去走走吧。

6　Niamh Flynn (2018), 'Systematic review of the effectiveness of hypnosis for the management of headache', *International Journal of Clinical and Experimental Hypnosis*, 66 (4), pp.343–52, pubmed.ncbi.nlm.nih.gov/30152733

7　Valentine Seymour (2016), 'The human–nature relationship and its impact on health: A critical review', *Frontiers in Public Health*, 4, art.260, pubmed.ncbi.nlm.nih.gov/27917378; David G. Pearson and Tony Craig (2014), 'The great outdoors?: Exploring the mental health benefits of natural environments', *Frontiers in Psychology*, 5, art.1178, doi.org/10.3389/fpsyg.2014.01178; Lisa Wood, Paula Hooper, Sarah Foster and F10na Bull (2017), 'Public green spaces and positive mental health: Investigating the relationship between access, quantity and types of parks and mental wellbeing', *Health & Place*, 48, pp.63–71, doi.org/10.1016/j.healthplace.2017.09.002

雅米娜的故事

雅米娜淚流滿面，跟我說她有多厭惡偏頭痛發作。她總是擔心自己再次發作，在參與家庭活動時尤其如此。她有個喜歡共同慶祝特殊日子的大家庭，也經常成為組織活動的一員——她曾經很享受扮演這個角色。但隨著聚會時間逼近，她又開始擔心自己會發作，掃了大家的興。她也確信這種恐懼如今使她更容易發作。

她還不想放棄參與家庭活動，所以我們討論出一個將她從這種窘境中解救出來的治療計劃。她為自己找了一些認知行為治療（CBT），接著每天都用自己選定的應用程式冥想15分鐘。CBT幫她重新建構自己的想法，也協助她計畫要是自己真的在歡聚時發作要如何應對。當她察覺自己的焦慮加劇時，那個冥想應用程式會引導她進行一些簡單的視覺化練習。

這些練習組合起來，大大緩解了她的預期性焦慮。她的發作對自己與家庭關係的影響也開始減少了。

就像偏頭痛發作一樣，壓力也會滾起雪球。找出能協助你更了解自身壓力並加以解決的技巧，有助於在壓力找到機會積累起來、造成負面影響前就先將其消除。

心理疾患與偏頭痛

　　焦慮與情感疾患在偏頭痛患者身上都很常見。這些精神狀況會影響發作的嚴重度與治療成效，也會長遠改變這些人的生活。如果對此沒有妥善的認知與治療，可能會因此得到慢性偏頭痛，也可能使頻繁而嚴重的發作導致的失能加劇。

　　偏頭痛患者有**焦慮**問題的比例達非患者的五倍之多，[8]而焦慮問題可能以廣泛性焦慮障礙、強迫症（OCD）或恐慌症的形式出現。我常聽到我的病人講述自己的「預期性焦慮」──在婚禮或重要的工作報告等事情開始之前，就極為憂慮發作會毀了那天。這可能會引起發作，進而強化並加深他們未來再次浮現的焦慮。量身訂做的偏頭痛治療計劃能像改善偏頭痛那般改善患者控制焦慮的能力，如此一來，同時受兩者之苦的人就能生活得舒服一點。

　　有偏頭痛的人得到**憂鬱症**的比例是一般人的2.5倍，而憂鬱症患者也比一般人更常罹患偏頭痛。[9]在慢性偏頭痛或預兆偏頭痛的患者中，兩者間的關聯還比這更高。腦部似乎

8　Todd A. Smitherman and Steven M. Baskin (2016), 'Depression and anxiety in migraine patients', American Migraine Foundation, americanmigrainefoundation.org/resource-library/anxiety-and-depression

9　Ibid.

有些共通的處理流程連結這兩種疾病,有些醫生為憂鬱症開的藥物也能用於治療偏頭痛。如果你兩者皆有,這點或許能指引你決定先試哪些藥。

雙極性情感疾患（按:bipolar disorder,即躁鬱症）也與偏頭痛有關。可能在遺傳上有所關連,但具體原因還沒有完全釐清。目前已知偏頭痛患者罹患雙極性情感疾患的比例多於一般人三倍,而雙極性情感疾患的患者中也有三分之一患偏頭痛。[10]

童年逆境經驗（ACEs）與**虐待**也常與偏頭痛相關。就像所有生活中重大的壓力事件,兒童虐待——無論是身體上、情感上、性暴力或藉由忽視——都會增加罹患偏頭痛的風險。[11]這可能同樣是因為作為壓力荷爾蒙的腎上腺素以及葡萄糖皮質素產生的影響,而且似乎不僅是創傷本身,**創傷後壓力症候群**（PTSD）的後續發展也是關鍵因素。PTSD會強化腦內疼痛途徑的敏感度與反應程度,創傷的影響因此增

---

10 Birk Engmann (2012), 'Bipolar affective disorder and migraine', *Case Reportsin Medicine*, 2012, art.389851, www.ncbi.nlm.nih.gov/pmc/articles/PMC3357514

11 Gretchen E. Tietjen and B. Lee Peterlin (2011), 'Childhood abuse and migraine: Epidemiology, sex differences, and potential mechanisms', *Headache*, 51 (6), pp. 869–79, www.ncbi.nlm.nih.gov/pmc/articles/PMC3972492

強。因此，有PTSD的人通常都會服用更多止痛藥。可能正是導致偏頭痛的腦內途徑，使患者在創傷事件後更容易得到PTSD。

　　上述這些心理疾患都可以治療。諮商、認知行為治療、正念冥想與運動等介入措施或藥物都可能幫得上忙。如果你覺得自己除了偏頭痛之外可能還有任何一種上述情況，那麼承認這點並尋求幫助就非常重要了。向你的家庭醫生問問看當地有哪些推薦的治療師與治療方案吧。可能需要用上一段時間才能找到適合自己的協助，但長遠來看，這些時間並不虧。

對家庭的影響

　　偏頭痛──尤其是慢性偏頭痛──不僅影響患者，還會波及更多旁人，也會對人際關係與家庭生活造成衝擊。MAZE的調查就發現偏頭痛患者不太能正常完成家務，有時只能一件一件慢慢做才能勉強維持。[12] 他們錯過家庭、社交

12　E. A. MacGregor, J. Brandes, A. Eikermann and R. Giammarco (2004), 'Impact of migraine on patients and their families: The Migraine And Zolmitriptan Evaluation (MAZE) survey – phase III', *Current Medical Research and Opinion*, 20 (7), pp.1143–50, pubmed.ncbi.nlm.nih.gov/15265259

或休閒娛樂的天數比工作或上學的日子還多。

　　偏頭痛可能干擾他們與小孩或伴侶的互動。計劃好的家庭活動可能不得不取消，又或是得在偏頭痛患者缺席的情況下繼續。我自己就曾經在家庭旅遊度假的第一天癱倒在床上，那天其他人全都出門遊覽了，這經驗至今記憶猶新。此外，如果偏頭痛影響到一個人的工作能力或職涯發展，那就可能影響到家庭財務了。

　　「偏頭痛對伴侶與青少年兒童影響量表」（IMPAC）就是為了衡量這方面的問題並了解如何進一步提供幫助而研擬。[13] 如果你覺得自己的偏頭痛影響到家人——比如說你的頭痛引發大家爭論或導致計劃取消——你可能就得填一下IMPAC量表，然後在與你的醫生或頭痛專科醫師會面時帶在身上。這或許對於開啟對話討論應對策略並得到支持來說是個不錯的起點，這些討論也有助於減輕你和家人的負擔。

　　除此之外還有一些偏頭痛患者的支持計劃可供參考，本書將其中一部分列於〈延伸閱讀及資源〉。有項效果還不錯

13　Richard B. Lipton, Dawn C. Buse, Aubrey Manack Adams et al. (2017), 'Family impact of migraine: Development of the Impact of Migraine on Partners and Adolescent Children (IMPAC) Scale', *Headache*, 57 (4), pp.570–85, www.ncbi. nlm.nih.gov/pmc/articles/PMC5396278

的計畫名為「偏頭痛青年營隊」，專為美國的青少年與其家人設立，協助他們了解偏頭痛，也減輕他們隔絕於他人之外的感受。[14] 可以問問你的醫生或頭痛專科醫師當地有沒有提供類似服務的支持團體，這些團體每年都會推出新的措施。

---

14 Amanda L. Hall, Dina Karvounides, Amy A. Gelfand et al. (2019), 'Improving the patient experience with Migraine Camp, a one-day group intervention for adolescents with chronic headache and their parents', *Headache*, 59 (8), pp.1392– 1400, www.ncbi.nlm.nih.gov/pmc/articles/PMC7316641

第 7 章
急性發作的救援計畫

如果你有顆偏頭痛的腦袋，你可能會試著控制所有你能控制的事物——你吃什麼、如何運動、何時睡覺以及如何應對壓力——但即便如此，偏頭痛還是可能發作。當偏頭痛的預兆亮起警訊，又或是你開始反胃、頭痛欲裂時，你會朝什麼伸手求援？

現在，是時候看看治療偏頭痛發作有哪些主要選擇了。可能得花點時間才找得出一個能針對你的發作起效的救援計劃，因為每個人的大腦對藥物和療法的反應都不盡相同。適合你朋友或家人的方法在你身上可能就不適用。有些藥物還會使情況變得更糟，這點非常重要。這就是為什麼你永遠不該服用別人的藥物——無論你有多麼絕望，他們提供藥物給你時又抱持著多少善意。

我們也會細細探究「藥物過度使用頭痛」，這個問題常是新患者前來我所在的國立偏頭痛中心診間的原因。其中有很多人從未聽說過諸如止痛藥吃多少算是太多等明確的建

議。他們觀念混淆，有時會延後服藥時間，等到吃藥時已經太晚了，結果難以緩解疼痛。

　　藥物要發揮作用，就必須抵達正確的位置，以及在正確的時間服用正確的劑量。

正確的位置

　　治療偏頭痛發作時必須服用最適合你的止痛藥，但也要讓藥物抵達腸道中的最佳位置才能儘快吸收。正如我們在第二章中所見，偏頭痛時大腦會減緩腸道肌肉活動，以至於腸胃無法正常作用，這種狀況稱作**胃滯留**，也叫作胃輕癱（gastroparesis）。這個現象源於偏頭痛對迷走神經（vagus nerve）的影響，迷走神經從大腦向外延伸到心臟、肺臟與腸胃。偏頭痛患者不論在發作時還是未發作時都會發生胃滯留。如果你想用藥物治療發作，這種腸道功能障礙是偏頭痛的顯著特徵之一，要對其了然於心。

　　迷走神經作用於腸壁與胃壁的平滑肌，藉此改變食物與藥物通過胃部的速度。當人在胃滯留時，就得用上更長的時間排空胃部。結果就是約有30%的偏頭痛患者說自己會

吐，還有約70%會在發作時感到反胃。[1] 症狀輕則只有輕微
惡心，重則胃脹到接下來好幾天都在反覆大吐特吐。當然，
這有個影響重大的後果——你為了減輕疼痛而吞進的任何
藥物都會滯留在胃中，但這並非它們被吸收進血液的最佳位
置。這些藥物得進到小腸才行。結果就是：你的偏頭痛愈來
愈嚴重，彷彿這些藥沒有起到作用。

　　若要幫助腸胃將藥物運抵正確位置，你可以請你的醫生
或頭痛專科醫師開一些**止吐藥**，即使惡心嘔吐等症狀還沒發
生在你身上，這些藥物也能阻止這些狀況發生。這些藥物能
顯著改善偏頭痛患者的症狀，但令人訝異的是，我發現我的
患者往往沒有從家庭醫生那裡取得這些藥。對偏頭痛效果最
好的止吐藥是「促進蠕動」的類型，意思是這些藥物會加強
胃壁肌肉收縮，進而將內部的東西推往正確方向。其他止吐
藥則是藉由抑制腦內的惡心感間接發揮作用。這可能多少有
點效果，讓你能繼續吃喝食物，但這些藥無法加速止痛藥吸
收。

1　Miguel J. A. Láinez, Ana García-Casado and Francisco Gascón (2013), 'Optimal management of severe nausea and vomiting in migraine: Improving patient outcomes', *Patient Related Outcome Measures*, 4, pp.61–73, www.ncbi.nlm. nih.gov/ pmc/articles/PMC3798203

止吐藥可以錠劑的形式口服，有時還能以溶錠等可溶解的形式置於牙齦與雙頰內側之間，或是直接注射。

正確的時間

當你意識到自己即將開始發作，就應該馬上服用偏頭痛藥物。你放著不管的時間愈長，偏頭痛累積起的衝勁就愈大，你就會經歷更嚴重的疼痛與症狀。讓我們回想一下我在第二章中的雪球比喻，如果你想阻止大雪球把你壓倒，就得在它剛開始滾動時就動手壓扁，而非等到它累積衝勁後從山坡上朝你襲來！儘早服藥能降低一些發作毀掉你一兩天的機率。

這種策略面臨的問題在於，要判斷這次是嚴重的偏頭痛還是較溫和且會自行緩解的偏頭痛並非總是易事。我有些患者就為此困擾，他們已經明白，不論哪種止痛藥都不該吃得太頻繁，才能降低藥物過度使用頭痛的風險。不過，如果你的發作常常延續到第二天，那其實有不少偏頭痛處方藥都可以在24小時內再次服用且安全無虞。在服用基礎止痛藥一小時後要再次確認偏頭痛是愈來愈嚴重還是有所消退，可以藉此判斷是否需要服用更強效的翠普登類（triptan）藥物（參見本章後述）解決不適。

和你討論過偏頭痛的醫生、護理師或藥劑師建議多少劑量，就照著該劑量服用即可。不要為了節省就把藥錠剝半服用，這可不是個好主意——連續兩天吃一半劑量不太算是有效的因應方式，也會增加你發生藥物過度使用頭痛的風險。

正確的劑量

你服用的劑量取決於專為你開的藥方，我也不適合在此告訴你具體確切的藥物劑量。你要和你的醫生或頭痛專科醫師討論自己適合的藥量。

一般來說，你得儘量在接進偏頭痛開始發作時使藥物發揮最大作用。要全力擊潰那些症狀，同時也要注意服用藥物過量的可能性，尤其是止痛藥。因此你得和自己的醫生或頭痛專科醫師談談，去了解那些你嘗試的藥物安全「起始」劑量各是多少，也要留意兩次服藥之間應該間隔多久。

只用非處方止痛藥夠嗎？

偏頭痛藥物的取得途徑與難易度在世界各地都不一樣。有些地方對於提供某些用於偏頭痛的止痛藥有嚴格規範，而在其他國家或許在一般藥局就能買到相同的藥物。大部分國

家都很容易買到阿司匹靈（乙醯柳酸）、乙醯胺酚（acetaminophen）和布洛芬。

　　阿司匹靈似乎對偏頭痛特別有用，在預兆期尤其如此。一般來說，布洛芬等非類固醇消炎藥（NSAIDs）比乙醯胺酚還要有效。不過，有項回顧性研究發現如果患者同時服用止吐藥甲氧氯普胺治療胃滯留，乙醯胺酚的作用就會隨之增強。[2] 當然，你實際上選用哪種止痛藥還得取決於其他藥物、過敏或身體狀況。

　　你服用的藥物會依其不同劑型達到不同的作用。一般藥錠必須在腸胃中溶解，而這需要一段時間——無論你有沒有胃滯留。為了加速作用，這些藥物也有不少做成可泡開或液體形式的包裝。服用發泡錠或在氣泡飲料中加入溶解的藥錠不僅能加快溶解過程，還能讓有效成分散布在腸道的表面積更大，使其更快吸收進你的血液。

　　含有糖與咖啡因的可樂或許就派得上用場，因為糖能確保腦部有足夠的葡萄糖燃料，咖啡因則能增強藥物的止痛效果。有些病人對我說止痛藥配上一杯特濃咖啡實在效果顯

2　Sheena Derry and R. Andrew Moore (2013), 'Paracetamol (acetaminophen) with or without an antiemetic for acute migraine headaches in adults', *Cochrane Database of Systematic Reviews*, 2013 (4), art.CD008040, pubmed.ncbi.nlm.nih.gov/23633349

著。不少非處方止痛藥都含有咖啡因，就是為了達成這種協同止痛作用。

如果你為了減少可能的觸發因素而選擇減少飲食中的咖啡因，那麼就得務必看清楚非處方止痛藥標籤上的小字。

翠普登類藥物（triptans）

還有幾種專門用於治療偏頭痛的藥物，稱作**翠普登類藥物**（按：此類藥物英文名皆以「-triptan」結尾）。

舒馬曲坦（sumatriptan）是翠普登類藥物中最早研發出的一款，距離其首次批准使用已經30年了，這種藥物至今仍被廣泛使用。使用方式可以是吃進錠劑、使用鼻噴劑或施打注射劑。從舒馬曲坦開始，其他六種翠普登類藥物也一個個取得許可：那拉曲坦（naratriptan）、佐米曲普坦（rizatriptan）、利扎曲普坦（rizatriptan）、阿莫曲普坦（almotriptan）、依來曲普坦（eletriptan）和夫羅曲坦（frovatriptan）。這些藥的特性與劑型大致列於下一頁的表格中。

不論作為醫生還是作為偏頭痛患者，我都發覺到不同的翠普登類藥物對每個人的效果並不相同。其中一種可能對我很有效，但另一種就沒什麼效果。實在不可能一看到人就知道他適用哪種翠普登類藥物。如果你試過一種後發現不適

用，還是可以看看別人的狀況來判斷另一種翠普登類藥物是否能加入你自己的救援計劃。

　　你也可能因為開始發作時身處各種不同的情境而選擇不同的翠普登類藥物。如果你當時馬上就要去面試工作或考試，可能就需要一劑速效鼻噴劑或口溶錠（口含錠）。如果你知道自己的生理期快到了，而這表示你能預料到自己會迎來持續三天以上的長期發作，那麼長效的翠普登類藥物（如那拉曲坦或夫羅曲坦）可能就比較有用。

翠普登類藥物	劑型	作用持續時間
舒馬曲坦	錠劑、鼻噴劑、注射劑	短
阿莫曲普坦	錠劑	短
依來曲普坦	錠劑	短
利扎曲普坦	錠劑、口含錠（口溶錠）	短
佐米曲普坦	錠劑、口含錠（口溶錠）、鼻噴劑	短
那拉曲坦	錠劑	中等
夫羅曲坦	錠劑	長

表格：翠普登類藥物及其特性 [3]

3　The Medical Letter (2017), 'The Medical Letter on drugs and therapeutics: Triptans'，www.headache.mobi/uploads/1/1/7/5/11757140/triptans.pdf

　　翠普登類藥物可能與某些藥物相互作用，因此不建議心臟病患者使用。此外，這些藥物也尚未許可用於65歲以上的患者。

　　翠普登類藥物的價差很大，而在英國，有些醫生肯定會受到當地的處方預算限制，使他能開的翠普登類藥物種類有限。先和你的醫生或頭痛專科醫師討論你的選擇與需求，然後一起決定用藥吧。

　　英國和其他地區的現行指引都建議大家在中度至重度偏頭痛開始發作時將止吐藥、止痛藥和翠普登類藥物一起服下。[4] 所以你得先了解自己的偏頭痛發作模式，然後在每次發作開始時決定自己是吃止吐藥和基礎止痛藥就好，還是同時服用上述三種藥物。

　　要在偏頭痛開始發作時就判斷嚴重程度，對你來說或許不容易，但這有助於避免服用過量藥物——這件事本身就可能是個麻煩。如果你一開始決定先不吃翠普登類藥物，但之後覺得症狀有所加重，那就儘快補吃。我建議先等個四十五分鐘看看那些基本止痛藥有沒有效。如果不見起色，就別再次錯失良機——把翠普登類藥物吃下去吧。如果你是在睡醒

4　NICE (2018), 'Migraine', bnf.nice.org.uk/treatment-summary/migraine.html

時就已經開始偏頭痛了，就直接服下這三種藥物，因為這時你已經落入偏頭痛的魔掌中了。

米莉的故事

　　米莉偶爾會發作預兆偏頭痛。發作時，她會感到噁心反胃。她不太清楚該怎麼運用止痛藥，不過她知道服用過量可能會出問題，所以每次都等到頭痛欲裂時才服用乙醯胺酚。這些止痛藥從未見效。她的醫生建議加上翠普登類藥物，但她每次吃都昏昏欲睡，所以工作或顧小孩時就不能吃了。

　　我們就這件事稍作討論──她應該要在偏頭痛發作時儘快服用適當的藥物，使其即時抵達合適的部位，以解決不適。我還替她加開一劑能緩解噁心嘔吐、協助止痛藥吸收的藥。日後她發現最常發揮作用的應對方式就是在開始出現預兆後馬上服下止吐藥以及溶在可口可樂裡的阿司匹靈可溶錠。如果在這之後頭還是愈來愈痛，那麼她在四十五分鐘後就會服用翠普登類藥物──但並非那種讓她昏昏欲睡的藥。這個救援計劃能讓她在發作滾起大雪球前就在短時間內止住。

　　要找出藥物與時機的正確組合可能得花一點時間，所以要持續嘗試。

偏頭痛重積狀態

有時，偏頭痛發作的持續時間似乎比平時更長。曾有病人來我的診間抱怨：「這次偏頭痛已經持續好幾週了，我好像怎麼也無法擺脫。」當某次典型發作長久持續且情況嚴重，久到超過七十二小時，就能歸類為**偏頭痛重積狀態**（status migrainosus）。這種長時間的劇烈發作通常會對日常活動、睡眠與情緒產生嚴重而深遠的影響。

受這種發作侵擾時，其症狀可能在服藥或睡眠後起伏與緩解最多12小時，但隨後就會無情地再次增強。過度使用藥物有時反而會導致這種頭痛，而這種發作可能也表示患者的陣發性偏頭痛已經轉變為慢性偏頭痛。

要治療這種狀況，醫生可能會開給你一些常規服用的非類固醇消炎藥，例如每天服用3次萘普生（naproxen），持續數週。或許這樣就能有所起色，但如果頭痛的症狀繼續對你平時在家運用的療法產生抗藥性，就可能需要到醫院進行靜脈注射以得到更強效的藥物治療。不過這種情況寥寥可數，真是謝天謝地。

新型藥物

神經化學物質中的抑鈣素基因系胜肽（CGRP）對於影響偏頭痛發作有整體性的作用，這個發現促使一些值得期待的新療法——不論是用於治療急性發作還是用於預防——持續研發。

有兩種治療急性發作的藥物根據CGRP開發：也就是所謂的gepant類藥物和ditan類藥物（按：這兩種新藥及相關藥物皆尚無中文譯名，故在此保留原文）。兩者都被視為翠普登類藥物的替代方案。有心血管疾病風險的人不建議使用翠普登類藥物，但這些新型藥物似乎較為安全。

gepant類中有ubrogepant和rimegepant兩種藥。它們都是**CGRP受體拮抗劑**，也就是說CGRP與細胞結合的能力會受其阻斷或降低，從而阻止疼痛途徑刺激活化。這些藥都經由口服使用，藥物試驗中回報的副作用包含噁心反胃。

ditan類中的lasmiditan在大腦中作用的受體則與翠普登類藥物相似，但不會如後者那般使血管收縮。這也是口服藥，其副作用有頭暈與刺痛（感覺異常）。

這些藥物分別於2019年與2020年在美國核准使用，可以預期其他國家也會在不遠的將來得到使用許可。撰寫本書時，這些藥都尚未在英國上市。

藥物的替代品

　　我遇過一些十分討厭使用救援藥物的患者，還有些人則是因為身體無法耐受，或自身疾患、本來服用的藥物無法併用這些藥物而無法服用。還好，要治療急性偏頭痛發作還有其他能派上用場的策略。其中包括**神經調控裝置**，能影響導致發作的大腦途徑，進而達到成效。

　　「Cefaly Dual」就是其中一種。該裝置將一個特殊的黏性膠墊放在前額中央、兩眼之間。戴上它之後，你看起來會有點像《星艦迷航記》（Star Trek）的角色！它的前側設有按鈕，用於調節內部裝置產生的電脈衝。這些脈衝會從眼眶上神經和滑車上神經（supraorbital and supratrochlear nerves）散布，而這兩條神經位於臉部兩側的眉毛上方。這些電刺激會阻斷你的大腦接收由這些神經發出的強烈訊號，或許就能平息你的發作。若要用這個裝置即時處理偏頭痛，你得在開始發作後盡快戴上，接著再繼續戴一個小時。這種裝置非常安全，幾乎沒有副作用，對部分使用者來說也成效斐然。有些來我診間的患者覺得它舒緩效果很好。也有人不喜歡它嗡嗡作響，尤其頭皮敏感的人。所有國民保健服務或保險計劃都未納入 Cefaly Dual，因此絕大多情況下你得自費購買。這是種價格相對高昂的治療方案，但截至撰寫本文時，製造商

都願意對不適用的使用者部分退款。

對神經調控療法的探索也促成了 sTMS mini 裝置的開發，這種產品並非用電脈衝安撫偏頭痛患者敏感的大腦，而是用磁力。這種設備會固定在頭部後方的顱骨底部。我有幾位患者試過，他們說用起來感覺像是腦袋裡一陣顛簸，但還不至於令人不快。這種裝置同樣安全無虞，也有良好的人體耐受性。可惜，其研發公司已在 2020 年停產該產品。不過畢竟前期成效不錯，有些偏頭痛患者還是希望未來該技術能再次得到運用，所以這或許值得你稍微留心，說不定哪天就重出江湖了。

第三種神經調節裝置「Nerivio」並非放在頭上，而是繞在上臂。該設備的電脈衝會沿著手臂的神經傳到大腦，目前已知特定頻率的訊號有助於減輕偏頭痛。美國已經核准使用，可能很快就會在英國推出。

有時，醫師會運用**神經阻斷**的方式——將局部神經麻醉劑注射進後側頭皮——縮短偏頭痛劇烈發作的時長。然而，要在你發作時能得到受訓過的專業人士協助，其可能性與麻煩度就是這做法在實務上的限制。

最後，別忘了我們在第二章和第四章中提過的簡易生理介入措施也能發揮效用，比如進入光線昏暗的房間，或用冷、熱敷舒緩你的大腦。

應避免服用的藥物

頭痛專家們一直都在極力勸阻人們服用一種藥：鴉片類藥物（opiates）。這類止痛藥包括可待因、嗎啡、曲馬多與可待因衍生出的複合藥物，如co-codamol（一種可待因與乙醯胺酚的複合藥）、Solpadeine和Migraleve（按：台灣尚無這幾種藥的中文官方譯名）。鴉片類藥物有成癮性與鎮靜作用，而且對偏頭痛效果不佳，還會加劇胃滯留。它們就是不適合拿來治療偏頭痛。

有些患者在尋求能緩解劇烈頭痛的方法時會試著服用可待因。若醫生不是頭痛專科，有時可能就會開這劑藥——比如說，如果你去掛急診或許就會這樣。許多地方都能輕易買到含可待因的藥物，包括英國，有些藥還作為專治偏頭痛的藥銷售。我強烈建議你不要受其誘惑，這些藥物不用多久就能將陣發性偏頭痛轉變為慢性偏頭痛，也比其他藥物更容易引發藥物過度使用頭痛——這比偏頭痛更難治療。

如果你之前沒發現這點，且經常服用可待因或其他鴉片類藥物，請諮詢你的醫生或頭痛專科醫師，讓他們協助你逐漸停用。這些藥物有成癮性，意味著如果你減量得太快，就可能出現戒斷症狀。

藥物過度使用頭痛

對止痛藥特別敏感似乎是偏頭痛患者特有的腦部徵象。**藥物過度使用頭痛（MOH）**是一種常見的次發性頭痛，因當月有太多天服用止痛藥而引起。任何一種常用於處置疼痛的藥物都可能導致這種頭痛。

當我在診間裡和病人會面時，一聽到「我的偏頭痛之前只會偶爾發作，現在卻越來越頻繁——止痛藥如今一點用也沒有」或「幾乎每天都會痛，但有幾天真的糟糕透頂」之類的話，就是他們可能已經患上MOH的線索。當我聽到「我一直都在吃可待因，但已經沒用了」時，實在不得不斂下自己的苦笑。

要避免得到MOH最好的方法就是在用止痛藥治療偏頭痛前就先對它有所了解。不幸的是，大家常常並未得知這些資訊。就算專業人員有提過，也很容易混在對時機與劑量的說明中而受忽視。如果真的遇到這種棘手的病症，那也不怪你，這只是你試圖從那些最嚴重的症狀中救出自己的附帶結果。雖然事前預防是免於MOH最好的方法，但這也並非不能治療。

我發現，要確保你不會服用過多藥物，最簡單的方法其實是以「天數」考量用藥，而非「劑量」。這點思維轉變其

實舉足輕重——尤其對於你如何安排自己服藥。不要將藥錠剝成兩半，分成好幾天吃固定劑量。與集中在 24 小時內的較高劑量相比，數天內頻繁攝取少劑量給偏頭痛大腦的刺激其實大多了。有些藥物也比其他藥物更容易引起 MOH。我都建議我的患者遵循以下指引：

- 阿司匹靈、乙醯胺酚、布洛芬和萘普生等基礎止痛藥：每個月最多服用十四天。
- 翠普登類藥物：每個月最多服用八天。
- 可待因和鴉片類藥物：因為它們導致 MOH 的可能性最高，所以全都別吃。

只要總天數不超過每個月的上限，有效治療的日子連續或分散都沒關係。

如果你已經得到 MOH 了，治療過程就包含停用你過去服用的止痛藥。在進行這個解毒過程時，你可能需要醫生、護理師或其他頭痛專家給予指導與支持。

大腦對於這般失去藥物的反應，有時會是在未來一段時間內變得更加敏感、反應更加劇烈，你也可能在未來幾週內都感覺偏頭痛變得愈來愈嚴重。不過，最終總會迎來撥雲見日。要從翠普登類藥物過量恢復，通常需要四到六週。如果你過去一直持續服用可待因，可能就得用上長達六個月的時

間，而且因為戒斷症狀的緣故，減量速度可能得比其他藥物更慢。對付MOH的過程或許令人氣餒，但還是要堅持不懈。我的診間中有不少患者最初都對數週不用止痛藥猶豫不決，但在堅持下去後，他們的偏頭痛頻率和嚴重程度都有所改善。

　　如果你已經在受MOH、偏頭痛重積狀態或是頻繁發作所苦，那麼就是時候跨出你的救援計劃，轉而尋求預防性用藥和治療了。

第 8 章
偏頭痛的預防措施

當偏頭痛開始從偶爾發作變得愈來愈頻繁，接著甚至轉為慢性，就是更著眼於預防的時候了。

預防偏頭痛的方法不少，並非每一種都包含服藥。在前面的章節中，我們已經考量過一些你能試著處理自身偏頭痛的策略。現在，我們會將焦點放在一些醫療處置上，諸如口服藥、神經調控裝置與注射藥劑等。我們也會在本章看見針灸和生物回饋等另類療法的實證。

所有上述方式都包含在「偏頭痛預防措施」的範疇裡。或許對你來說，其中某個方法會比其他更好用。和你的醫生或頭痛專科醫師談談能幫你了解各種預防措施都是如何發揮效用，以及某種預防措施或許更適合你的原因。

什麼時候應該用上預防措施？

我通常會在出現任何一種以下情況時提出加入偏頭痛預防措施：

- 每月發作五次以上。
- 已經試過各種救援計劃，但均未奏效。
- 救急用藥會導致無法承受的副作用。
- 預兆頻繁且造成困擾。

　　基於服用過量基礎止痛藥或翠普登類藥物可能衍生新問題，我常建議大家試試預防措施，好將偏頭痛發作的門檻推得更遠。這有助於減少我們必須動用救援治療的天數。

　　預防措施無法防止偏頭痛再次發生。正如我們在第一章所見，偏頭痛是一種伴隨終生的遺傳性神經系統疾病。因此，期望100%減少發作並不是個現實的目標。一般視為有效的預防措施應將發作對患者的影響降低約50%，你的偏頭痛日記對於持續觀察病程進展十分寶貴。

　　大家有時會誤以為一旦開始利用預防措施，就必須終生使用。實情並非如此。如果預防措施成功將大腦的應激性和發作對當事人的影響降低50%，可能就沒必要繼續運用。

　　我在診間中作出的建議通常是在6到12個月間維持有效劑量。接著，在討論過最快何時能減少劑量且超過結論訂出的時間後，患者和我可能就會決定逐漸停藥。多數人都能成功達到這一步。如果偏頭痛回到以往的程度，也隨時都可以再開一次預防措施的處方。

做出選擇

關於要試哪種預防措施，通常都有串不短的討論。在這方面，向接受過偏頭痛與頭痛專業培訓的醫療專業人員尋求建議對你會有不少助益。

別忘了帶上你的偏頭痛日記！你需要和他們討論發作的頻率和強度等各種症狀的詳情，以及你試過的治療方法。你的病史也可能影響到預防措施的選擇。其他影響因素可能包括各種療法在你居住地的可行性，以及費用。

你和醫生能一起先考量藥物的效力和副作用，也要納入較罕見但應注意的事項。醫生必須告訴患者可能發生的副作用，不過一般並不會同時碰上。所以可不要一想到副作用就退卻，你可能根本不會注意到許多藥的副作用。

目前找出預防措施是否適合的最佳方法就是嘗試看看。不過，這樣反覆試驗可能會令患者和醫生都感到挫折。順利的話，未來我們或許能透過檢測充分了解一個人的基因，從而選擇最適合他的藥物，或甚至為他量身訂作，盡可能以最低劑量與最少的副作用提供最有效的治療。目前已經有部分地區開始應用一些類似效果的藥物遺傳學測試。在這些測試變得更可靠且我們進一步了解如何解釋其結果之前，我們找出預防措施最好的方法還是反覆嘗試。

口服藥物

所有能口服的預防偏頭痛藥物最初都是為了治療其他疾病而研發。整體而言，它們分為四類：

抗憂鬱藥——原本用來治療情感疾患

抗癲癇藥物——原本用來治療癲癇發作

抗高血壓藥——原本用來治療高血壓

抗組織胺藥——原本用來治療過敏反應。

抗憂鬱藥	抗癲癇藥物	抗高血壓藥	抗組織胺藥
阿米替林（Amitriptyline）去甲替林（Nortriptyline）文拉法辛——這是一種 5- 羥色胺和去甲腎上腺素再攝取抑制劑（SNRI）	托必拉美（Topiramate）丙戊酸（丙戊酸鈉）	坎地沙坦（Candesartan）普萘洛爾（Propranolol）與其他 β 受體阻斷劑（beta-blocker）	氟桂利（Flunarizine）——鈣離子通道阻斷劑唑替芬（Pizotifen）——血清素拮抗劑

表格：四種常見的預防偏頭痛藥物

上述這些針對其他疾病研發的藥物都有實證顯示有益於預防偏頭痛發作。如果有哪些過去用於偏頭痛的藥物在撰寫本文時尚無研究證據能證明其有效，就不會列於表中。

　　這些藥一般用於其他疾病，並不表示偏頭痛患者要罹患其中某些疾病才能得到其處方。這也不表示你可能因為得到偏頭痛而罹患其中某種疾病。不過，如果你確實也有其中某種疾病，那這就有助於你和你的醫生或頭痛專科醫師決定先試哪一種藥。

　　英國頭痛研究學會（BASH）在其網站 heading.org.uk 上有列出最新的預防用藥物詳情供大家參考。

　　這些藥物都要從低劑量開始逐漸增加服用量，然後你得持續服用自己可耐受的最大劑量至少三個月，才能確認那種藥物是否適合。沒有證據顯示同時服用兩種不同藥物比一次試一種更能預防偏頭痛發作。

　　用褪黑激素預防偏頭痛發作的可能性令人注目，目前也有些研究結果，但在劑量、持續時間、安全性或效果等方面都還不夠了解。[1]

1　Rujin Long, Yousheng Zhu and Shusheng Zhou (2019), 'Therapeutic role of melatonin in migraine prophylaxis: A systematic review', *Medicine*, 98 (3), e14099, www.ncbi.nlm.nih.gov/pmc/articles/PMC6370052

卡特琳娜的故事

　　卡特琳娜多年來都會時不時服用翠普登類藥物，也達到不錯的成效。由於在工作繁忙的同時還要操心孩子與年邁父母的事，她最近偏頭痛發作的次數增加了。她服用翠普登類藥物的頻率變得很高，常有一個月裡吃了十天的狀況，睡眠品質也不太好。

　　我們確認了她的生活作息規律，吃一些鎂和核黃素的補充劑也有改善的效果。最後我們決定試試以小劑量抗憂鬱藥阿米替林作為預防措施。她在我們下次會面前調高過劑量2次。她說自己睡得更好了，偏頭痛發作也減少到每週一次。在最初兩週有口乾舌燥和白天嗜睡的問題，但都已經擺平了。我們決定繼續維持這個劑量，如果幾個月後她的偏頭痛發作還是控制得不夠好，我們可以再把劑量逐步往上加。

注射藥物

　　現今有三種偏頭痛用的注射劑。一種是注入抗體以阻擋疼痛訊號；而另外兩種則作用於臉部和頭部周遭的關鍵神經。

- **抗CGRP單株抗體（mAB）注射劑**：這一類都是偏頭痛預防領域的生力軍。目前有四種可用：fremanezumab、galcanezumab、erenumab 和 eptinezumab。這些注射劑的抑制目標都是抑鈣素基因系胜肽（CGRP）──這就是部分患者引發偏頭痛的其中一條途徑當中，觸發疼痛的關鍵化學物質。

  這些注射劑內含抗體，與我們自然產生的抗感染抗體類似，不過其目標是阻斷CGRP的作用。它們會附著在你體內循環的CGRP表面（配位基）或是附著在其吻合的細胞表面受體上，進而發揮作用。這能阻斷或抑制疼痛訊號傳遞到大腦的途徑，有點像在試著阻止插頭插進插座，你能將插座保護蓋插在插座（受體）的孔中，也能將塑膠模蓋放在插頭的三個插腳（CGRP配位基）上。這兩種做法都可以阻止插座電流流動，疼痛訊號亦然。腦內的途徑當然比這個簡單的例子還複雜，其中可能涉及其他疼痛化學物質，對某些人的偏頭痛來說，其他物質也可能作用更大。

  這些mAB注射劑的研發與發展十分振奮人心，因為這是第一種專為偏頭痛研製的預防性藥物。目前看來，這些注射劑耐受性良好，也沒什麼副作用。如果你有注射mAB的處方，就得自己在家施打或請親

朋好友幫你打，一般是每個月一次或每三個月一次，具體取決於選了哪種藥。這聽起來可能很難，但很多人——就算是那些不愛針扎的人——經過教學就能輕易辦到。甚至還有不少人喜歡透過這種方式控制自己的療程。每一劑都很昂貴，所以如果是藉由當地的保健服務或保險取得這些藥，可能就會有使用限制或使用條件。

自從英國2018年起能更廣泛運用這些藥以來，我已經開給不少病人mAB注射劑了。我的病人對此的回饋十分鼓舞人心，約有三分之一的人說這種療法「改變了他的人生」。另外三分之也有所受惠，不少人都說他們的偏頭痛發作造成的影響減少了50%。[2]

令人遺憾的是，也有些人在注射mAB後似乎沒有多大的成效。世上畢竟沒有能對每個人奏效的方法。

目前還不清楚長期使用這些抗體的安全性如何，

2　Lin Han, Yao Liu, Hai Xiong and Peiwei Hong (2019), 'CGRP monoclonal antibody for preventive treatment of chronic migraine: An update of meta-analysis', *Brain and Behavior*, 9 (2), e01215, www.ncbi.nlm.nih.gov/pmc/articles/ PMC6379644

因此現在的指引是先使用mAB一年，接著再和你的醫生或頭痛專科醫師一起審視當時的治療方案。或許到那時我們就能進一步了解這些藥物效果如何、它們對某些人不起作用的原因以及長期使用是否安全。

• **A型肉毒桿菌素**（Onabotulinum toxin A）：一般以商品名保妥適（Botox）為人所知，有人在將這種細菌產生的神經毒素用於美容時，注意到偏頭痛隨著皺紋一起減少了，因而偶然發現這有助於緩解偏頭痛。研究人員在接下來幾年內制訂出一個名為PREEMPT的使用流程，對於最佳使用劑量與與注射部位作出規範。[3] 該流程確立了前額、太陽穴、後腦勺、肩頸部等處周遭的31個注射部位。如果頭皮有特別痛的部位的話，在某些狀況中可以進行多達八次的額外注射。肉毒桿菌素要定期重複施打，最好每十二週打一次。如果你想試試肉毒桿菌素的話，我建議至少要打兩次，因為有些人到了第二次之後才見效。其效果通常也會隨著時間過去逐漸增加。雖然注射時可能會感

3　James E. Frampton and Stephen Silberstein (2018), 'OnabotulinumtoxinA: A review in the prevention of chronic migraine', *Drugs*, 78 (5), pp.589–600, www.ncbi.nlm.nih.gov/pmc/articles/PMC5915521

到十分刺痛，但人對肉毒桿菌素通常都有良好的耐受性。

　　將肉毒桿菌素用於治療偏頭痛時，其作用在頭皮和臉部周圍的感覺神經，阻止它們將啟動發作雪球的訊號傳向大腦。用於消除皺紋時，肉毒桿菌素則作用於那些使我們的顏面表情肌發揮作用的運動神經。舉例來說，在前額施用肉毒桿菌素的人就無法揚起眉毛了。臉部的運動神經緊挨著感覺神經。如果肉毒桿菌素的施打位置不準確，或是有人的前額神經分布與其他人略有不同，他們可能就會出現單側或雙側眉毛下垂、揚起的狀況。雖然這點或許令人不安，但這個狀況只要過了十二週就會消失了。施打肉毒桿菌素應由對於以此治療偏頭痛受過適當訓練的人進行。如果沒經過這些訓練，施打者可能會打進錯誤劑量，或是施打部位過少甚至打錯地方，有些療法或許會因此效果減弱或導致其他問題。[4]

4　Olivia Begasse de Dhaem, Mohammad Hadi Gharedaghi and Paul Rizzoli (2020), 'Modifications to the PREEMPT protocol for OnabotulinumtoxinA injections for chronic migraine in clinical practice', *Headache*, 6o (7), pp.1365–75, pubmed. ncbi.nlm.nih.gov/323359l8

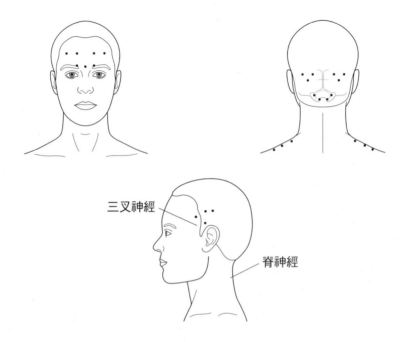

三叉神經

脊神經

**PREEMPT使用流程中列出了31個以肉毒桿菌素
治療偏頭痛的注射處，本圖例標出其中一部分**

　　我看過一些來我診間的患者確實受惠於肉毒桿菌
素治療。不過，一如往常的是，世間萬物都不可能人
人有效，而且這個療法花費甚鉅。英國國民保健服務
體系對於肉毒桿菌素的取得與利用採取嚴格控制，遵
循 NICE（國家健康與照顧卓越研究院）制定的規
範。如果你符合使用條件，為你開立這些注射劑的診

所會請你保留詳細的偏頭痛日記，以持續觀察你對肉毒桿菌素的反應如何。

- **神經阻斷**：臉部和頭部周遭都有神經分布，而這些神經都牽涉到將引發疼痛的訊號傳入腦內偏頭痛生成中樞的過程。最常透過注射劑阻斷的神經是兩條枕大神經，它們始於頸部頂端，向上分別延展至兩側後腦勺。

    這種注射劑可能內含局部麻醉藥，或是將麻醉藥與緩釋型類固醇組合在一起。施打麻醉藥後幾分鐘內就能讓該處麻痺無感。那是種奇怪的感覺——「就像我的後腦勺消失了」我有些患者這麼形容。這種麻痺感會持續四到六個小時，具體時間取決於用了哪一種麻醉藥。如果其中添加類固醇，這些類固醇就會在未來幾週持續釋放到體內。就像肉毒桿菌素，這些藥劑都需要由受過適當訓練的人進行施打。

    每個人對神經阻斷的反應差異甚大，有些人會立刻得到緩解；有些人在未來2至10週內不論在發作頻率還是嚴重程度上都得到持續性的改善；也有一些人不見任何成效。不過，這些藥劑可以一再施打，有些人可以藉此改善後續反應。你諮詢的頭痛專科醫師會對你的施打頻率給出指引。對於偏頭痛發作狀況在孕

期中惡化的女性來說，枕大神經阻斷或許是個不錯的選擇，因為此時一般會建議她們避免進行那些可透過胎盤進入子宮的療法。

神經調控裝置

正如我們在第七章所見，神經調控裝置會產生傳入腦部的電或磁脈衝，從而破壞導致偏頭痛的疼痛途徑，進而達成其效果。

那兩種用於治療急性偏頭痛發作的設備 Cefaly Dual 和 sTMS mini 也有助於預防偏頭痛。Cefaly Dual 能產生電脈衝刺激眼眶上神經與滑車上神經，可每天使用 20 分鐘作為預防。至於產生磁脈衝的 STMS mini，儘管在本書撰寫時已無法取得，但過去也有作為預防裝置使用過。還有一些已投入試驗的裝置，但目前為都還無法應用。可以留意 sTMS mini 有沒有重出江湖，或是有沒有其他利用神經調控技術的設備正在研發且前景不錯。

替代療法

現在讓我們看看那些偏頭痛患者最常討論到的替代療

法。其中部分療法有實證顯示確實能發揮一定效果。其他療
法則需要更多研究來證實其效用。

- **針灸**：一種將細針插入皮膚特定位置的療法，在中國
  作為醫療手段已有數個世紀的歷史，現在也在世界各
  地廣泛使用。近年認為針灸有助於控制偏頭痛等疼痛
  症狀的想法日漸增長。

  2016 年，一間以「為眾人的健康照護決策提供
  高品質實證」為使命的全球性醫學研究公益組織「考
  科藍」（Cochrane）回顧了多篇研究，[5] 得出結論是
  有中等偏良好的實證支持運用針灸作為預防偏頭痛發
  作的措施。他們在回顧時發現針灸治療能使那些每月
  平均發作 6 天的人減少偏頭痛發作天數至 3 天半。與
  一般對患者的常規護理或是安慰劑「偽針灸」（僅將
  針置於一些與針灸治療疼痛無關的部位）相比，針灸
  的效果也更好。然而，英國針灸學會也做了類似的研
  究回顧，他們認為「標準」針灸對偏頭痛患者沒什麼

---

5 K. Linde, G. Allais, B. Brinkhaus et al. (2016), 'Acupuncture for preventing migraine attacks', *Cochrane Database of Systematic Reviews*, 2016 (6), art. CD0012I8, www. cochrane.org/CD0012I8/SYMPT_acupuncture-preventing-migraine-attacks

用，因為偏頭痛發作對每個人的影響本就有不小的差異。[6] 我在診間協助患者選擇療法的經驗也能與這點呼應。任何應對偏頭痛的計劃，都需要量身訂作才能發揮效用。

如果你接受針灸，就很難為其「劑量」訂出固定的標準。在哪些特定位置施針、施針和改變施針位置的時間、接受治療的頻率以及你的針灸師接受過的訓練和經驗都可能有不小的差異。

儘管針灸似乎對很多人都有效，或許也值得一試，但還是別忘了安慰劑效應的可能性。有些對偏頭痛治療進行的研究就發現這些治療的安慰劑效應並不低，就算給患者作無效治療，還是有30%至50%的患者說自己的狀況改善了。有時，就算已經告訴患者他們當時服用的藥只是安慰劑，他們的狀況還是有所改善。

在我看來，這種安慰劑效應未必是壞事。畢竟，不論你是因為任何原因好轉，只要有好轉就是贏得此

6　British Acupuncture Council (n.d.), 'Migraine and acupuncture: The evidence for effectiveness', www.acupuncture.org.uk/a-to-z-of-conditions/public-review-papers/378-migraine-and-acupuncture-the-evidence-for-effectiveness.html

役了。我所擔心的是患者會為那些未經證實、未經檢驗或可能不太安全的療法付費。這不僅帶來虛假的希望，還會侵蝕你的銀行餘額，而財務壓力則會使你的心理健康惡化。如果有人要你付費使用某種療法，請把安慰劑效應持續放在心上。問問他們有哪些實證，查出你考慮進行的療法實際受過多少學術人員的研究，接著你就能在資訊充備的狀況下作出決定。

- **耳輪腳穿孔**（Daith piercing）：這種療法會將一個小型金屬環放置在耳道口上方的外耳內側軟骨摺疊處。我耳聞過有些人說這些穿孔有助於減少自己的偏頭痛發作，不過也有差不多數目的病人在診間裡對我說他們發現這些耳洞沒什麼效果。不過，他們有時也很開心自己多了個可愛的穿孔！

　　這個療法的理論認為此處的穿孔會剛好命中一個穴位，而該穴位據說有助於治療偏頭痛。但是目前並沒有研究能看出這個療法對偏頭痛有益，[7] 也沒有證據足以使我建議你嘗試。不論哪一種穿孔都可能導致感染、疼痛或傷口癒合緩慢，尤其是耳部的軟骨，而

7　American Migraine Foundation (2017), 'Daith piercings & migraines', americanmigrainefoundation.org/resource-library/daith-piercings-101

且也有一些耳輪腳穿孔使偏頭痛惡化的說法。

大家在社交媒體上對耳輪腳穿孔的激烈爭論並未因此停下，[8] 這使我再次確切了解，有無數偏頭痛患者是多麼迫切地想找到一些事物——什麼都好——幫他們緩解痛苦。

如果你還沒找到適合自己的作法，別人就能輕易說服你花錢去買未經證實的療法。別忘了，偏頭痛是一種波動性病症，嚴重程度本來就會起伏不定。

- **大麻療法**：「醫用大麻」是醫生為某種疾病開立處方時用來描述大麻或其成分的術語，最常使用醫用大麻的症狀是慢性疼痛。[9]

  早在公元前3、4世紀就已經對於使用大麻治療疼痛——尤其是頭痛——有所記述。凱瑟琳・福克斯霍爾醫師在其著作《偏頭痛的歷史》（Migraine: A History）中就描述了十九世紀的醫生治療偏頭痛時明顯偏好開立大麻處方勝於鴉片。[10]

8　Migraine Buddy (2018)，'Daith piercings x migraines'，migrainebuddy.com/blog/2018/9/17/daith-piercings-x-migraine-buddy

9　Sonja Vučković, Dragana Srebro, Katarina Savić Vujović et al. (2018)，'Cannabiniods and pain: New insights from old molecules'，*Frontiers in Pharmacology*, 9, art.1259, pubmed.ncbi.nlm.nih.gov/30542280

10　Foxhall (2019), *Migraine: A History*

　　英國直到1928年都視使用大麻為犯罪，美國則要到1937年才除罪化，而在許多地方至今依然非法。使用這種療法會比其他選擇伴隨更多汙名，名譽也會受疑。出於這個原因，要研究其醫學成效通常在政治上就是件難事（如果不是全無可能）。至於那些已經開始進行研究的部分，畢竟在不同條件下種植的草藥產品本就具有多樣性，而且關於單劑含量等基礎知識也並不充備，收集到的資料可能難以理清。不同大麻品種含有的大麻素——諸如CBD（大麻二酚）和THC（Δ⁹-四氫大麻酚）以及其他大麻含有的活性化學物質——也會有所差異。[11]

　　現在英國、美國部分地區和某些國家可以在部分條件下開具醫用大麻的處方，但我們對於其作為偏頭痛藥物的安全性、合法性和一致的標準用法還有許多未竟之事需要努力。目前我們在國立偏頭痛中心並不會推薦大麻作為治療方案。

---

11 Eric P. Baron, Philippe Lucas, Joshua Eades and Olivia Hogue (2018), 'Patterns of medicinal cannabis use, strain analysis, and substitution effect among patients with migraine, headache, arthritis, and chronic pain in a medicinal cannabis cohort', *Journal of Headache and Pain*, 19 (1), art.37, pubmed.ncbi.nlm.nih.gov/29797104

- **生物回饋與放鬆技巧**：患者利用這些手段訓練自己在一定程度上控制自律神經系統——神經系統中控制心臟搏動與呼吸等身體機能的部分。這個療法通常需要用儀器讀取表皮溫度或肌肉張力等生物特徵。接著，你會學習觀察這些讀數如何因引起壓力的情況而出現變化，並練習控制這些變化的方法。由於自律神經系統與偏頭痛有關，因此生物回饋可用於減緩壓力與發作造成的影響。

  我舉個例子給你看。現在就來確認一下你自己的肩頸部或前額的肌肉張力如何。你的肩膀是不是不知不覺聳向耳朵了？你有沒有咬緊牙關？你是不是眉頭緊鎖，經常皺眉？意識到身體這些部位的緊繃後，你就能慢慢呼氣，將緊繃的張力釋放掉，想像它掉到地板後遠去。或許你在閱讀這一句時，臉部肌肉就已經放鬆一些了。

  在生物回饋療法中，你可以在這些肌肉上外接一個名為肌電圖（EMG）監測儀的裝置。EMG會在每次肌肉張力升高時發出嗶聲，提升你對自身狀況的感知。許多使用生物回饋裝置的人都透過這種練習學會感知自己緊繃起來的肌肉，也讓這些肌肉更常恢復放鬆狀態，就算在不佩戴裝置時也能如此。

　　當我們放鬆下來時，雙手會隨著血管擴張以及血液流向皮膚表面而溫暖起來。如果我們害怕或焦慮，情況就會截然相反：我們的手可能會變得冰涼或濕冷。皮膚溫度回饋（也稱為手指溫度生物回饋）就是利用這些溫度變化，提醒使用者注意自己緊張程度的變化，並協助他們放鬆。

　　最後一種是漸進式肌肉放鬆法，這個練習是在吸氣和呼氣的同時，依序收緊再放鬆各肌群，從雙手向上到手臂再到肩膀，接著是臉，然後再往下至軀幹，最後輪到雙腳。當你熟悉這個技巧後，你就可以個別放鬆那些有此需要的肌群了。有些人發現這也有助於改善睡眠問題。[12]

　　美國偏頭痛基金會的建議是生物回饋和其他放鬆技巧都有助於減少偏頭痛的頻率與影響，但通常還是與藥物配合才能達到最好的效果。[13]

---

12 Healthwise Staff (2019), 'Stress management: Doing progressive muscle relaxation', University of Michigan Medical School, www.uofmhealth.org/ health-library/uz2225

13 Gay L. Lipchik (2016), 'Biofeedback and relaxation training for headaches', American Migraine Foundation, americanmigrainefoundation.org/resource- library/ biofeedback-and-relaxation-training

- **整骨療法**：我有許多患者在尋求緩解偏頭痛的助力時都曾經去看過整骨醫生。整骨療法奠基於以下觀念：肌肉、骨骼、關節和韌帶能否平滑流暢地運動攸關一個人是否健全。這個療法通常包含按摩、施壓與拉伸延展。英國的整骨醫生都會接受長期培訓，也都受骨科委員會（General Osteopathic Council）監管。

對於以整骨手法治療（OMT）所作的研究進行回顧，得出的結論是以整骨手法治療偏頭痛的證據等級僅達低等。[14] 然而，研究人員只找得到五篇針對 OMT 對偏頭痛的有效性和安全性進行的研究。我得再次強調，我們需要更多、更高品質的研究來支持有意嘗試各種藥物替代品的偏頭痛患者。如果我們盡可能說服大眾增加對偏頭痛研究的投資，或許就能對此有更多了解。

14 Francesco Cerritelli, Eleonora Lacorte, Nuria Ruffini and Nicola Vanacore (14 March 2017), 'Osteopathy for primary headache patients: A systematic review', *Journal of Pain Research*, 10, pp.601–11, www.ncbi.nlm.nih.gov/pmc/articles/ PMC5359118

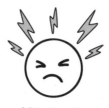

第 9 章
女性與荷爾蒙

　　荷爾蒙是我們體內的生理控制機制，終生都會不斷變化，在某些關鍵時刻尤其如此。在女性身上，雌激素濃度下降則是每個月迎來月經週期尾聲時引發偏頭痛惡化的因素。為什麼會這樣？

　　月經週期進入尾聲時，有些罹患偏頭痛的女性，雌激素濃度下降得比沒有偏頭痛的女性更快。[1] 這可能會使大腦對一種名為**前列腺素**的疼痛觸發荷爾蒙更敏感，這種荷爾蒙由子宮內膜（endometrium）釋放，使得女性在每個月的此時更容易偏頭痛發作。偏頭痛女性有經血過多、子宮內膜異位以及多囊性卵巢症候群（PCOS）等困擾的比例也較高。[2] 這

1　Jelena M. Pavlović, Amanda A. Allshouse, Nanette F. Santoro et al. (2016), 'Sex hormones in women with and without migraine', *Neurology*, 87 (1), pp.49–56, www.ncbi.nlm.nih.gov/pmc/articles/PMC4932235

2　Gretchen E. Tietjen, Anita Conway, Christine Utley et al. (2006), 'Migraine is associated with menorrhagia and endometriosis', *Headache*, 46 (3), pp.422–8, pubmed.ncbi.nlm.nih.gov/16618258

還沒完，在逐漸過渡到更年期時（即在更年期前期時）或是卵巢必須切除時，雌激素濃度也會有所變化，而這又會加重一些人的偏頭痛。[3] 約有8%的停經前期婦女和12%的更年期前期婦女有頻繁頭痛的問題。還有8至13%的婦女表示自己在這段期間開始受偏頭痛所苦。[4] 一般也認為雌激素濃度和引發疼痛的神經化學物質抑鈣素基因系胜肽（CGRP）互有關連。[5]

我們將在本章了解荷爾蒙的自然波動對偏頭痛患者有什

3　Pavlović, Allshouse, Santoro et al. (2016), 'Sex hormones in women with and without migraine'

4　Jelena Pavlović (2020), 'The impact of midlife on migraine in women: Summary of current views', *Women's Midlife Health*, 6, art.11, www.ncbi.nlm.nih.gov/pmc/articles/PMC7542111; Patrizia Ripa, RaRaele Ornello, Diana Degan et al. (2015), 'Migraine in menopausal women: A systematic review', *International Journal of Women's Health*, 7, pp.773–82, www.ncbi.nlm.nih.gov/pmc/articles/PMC454876I; Vincent T. Martin, Jelena Pavlović, Kristina M. Fanning et al. (2016), 'Perimeno- pause and menopause are associated with high frequency headache in women with migraine: Results of the American Migraine Prevalence and Prevention Study', *Headache*, 56 (2), pp.292–3o5, pubmed.ncbi.nlm.nih.gov/26797693

5　Alejandro Labastida-Ramírez, Eloísa Rub10-Beltrán, Carlos M. Villalón and Antoinette Maassen Van Den Brink (2019), 'Gender aspects of CGRP in migraine', *Cephalalgia*, 39 (3), pp.435–44, www.ncbi.nlm.nih.gov/pmc/articles/PMC6402050; Zoë Delaruelle, Tatiana A. Ivanova, Sabrina Khan et al. (2018), 'Male and female sex hormones in primary headaches', *Journal of Headache and Pain*, 19, art.117, doi.org/10.1186/s10194-018-0922-7

麼樣的影響，以及有哪些方法能安撫雌激素引發的腦部刺激。了解你的荷爾蒙週期如何對自身造成影響後，你就更能找出進一步掌控偏頭痛的策略。

你的月經週期

有不少女性都發現她們在月經期間偏頭痛發作得更劇烈、比平時更讓身體虛弱，也持續更長時間。在經血排出期間前後都可能出現惡化的偏頭痛症狀，只有僅在經期前後發作的偏頭痛才被歸類為**純月經偏頭痛**（PMM），[6] 這十分罕見。許多女性患有的其實是**與月經相關偏頭痛**（MRM），這表示在經期會發作得更嚴重，但偏頭痛在每個月的其他時期也會現身。

不論是不干涉自然月經週期的女性，還是部分患有無預兆偏頭痛且服用複合避孕藥的女性，雌激素戒斷都是偏頭痛的觸發因素。持續寫下偏頭痛日記就能作為辨明發作模式的無價依據。

6　ICHD-3 (2018), 'Pure menstrual migraine without aura', ichd-3.org/appendix/ai-migraine/ai-l-migraine-without-aura/a1-1-1-pure-menstrual-migraine- without-aura

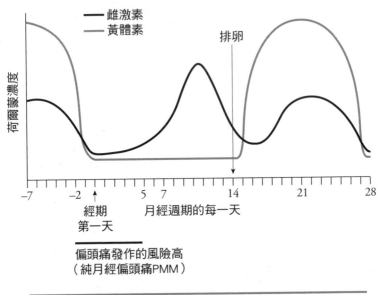

雌激素濃度在每月循環的月經週期中如何波動

穩定雌激素

如果你能預期自己會於經血排出期間前後開始發作MRM，你或許會想試著撫平自己的雌激素濃度波動。有各種方法能達到這點。

如果你的月經週期規律，那麼在月經前兩天就開始服用

萘普生或布洛芬等非類固醇消炎藥（NSAID），持續服用數
天——在月經期間依然如此——直到發作風險期過去，就
可以達到緩解的效果。[7]另外也發現甲芬那酸（Mefenamic
acid）有不錯的成效，因為這能降低前列腺素分泌，而後者
可能導致偏頭痛與經痛。

　　長效型翠普登類藥物夫羅曲坦也能作為 MRM 的短期預
防劑——從你的月經開始前兩天開始服用，每天服用兩次，
共持續六天。如果你如此服用夫羅曲坦，就要注意別過度
使用，別忘了最明智的用法是每月服用翠普登類藥物的天數
在 8 天以下。

　　服用鎂的補充劑也可能改善 MRM（關於這種補充劑的
建議請見第三章）。

　　以前會建議在當月週期結束時用幾天局部雌激素凝膠或
貼片，但這往往只能延遲雌激素濃度下降和雌激素戒斷偏頭
痛發作的時間點。

7　Elizabeth Sullivan and Cheryl Bushnell (2010), 'Management of menstrual migraine: A review of current abortive and prophylactic therapies', *Current Pain and Headache Reports*, 14 (5), pp.376–84, www.ncbi.nlm.nih.gov/pmc/articles/PMC2989388; Anne H. Calhoun (2012), 'Menstrual migraine: Update on pathophysiology and approach to therapy and management', *Current Treatment Options in Neurology*, 14 (1), pp.1–14, pubmed.ncbi.nlm.nih.gov/22072055

避孕

　　另一種控制荷爾蒙的方法是服用避孕藥（口服避孕藥）。不過千萬要注意一點！如果你有預兆偏頭痛，就不建議使用同時含雌激素與黃體素的複合避孕藥。服用這些「複合」藥物時，預兆偏頭痛似乎會增加中風的風險。[8] 單方黃體素避孕藥不只對於有偏頭痛預兆或有中風風險的人都安全無虞，作為避孕藥也十分有效。注射或植入型黃體素避孕方式同樣也能安心使用。當然，在選擇避孕方式時還是得將其他健康因素納入考量。

　　如果你罹患的是無預兆偏頭痛，那麼就有更多種荷爾蒙避孕法供你選擇。然而，如果是無預兆的MRM，在多年來對服用避孕藥建議的「服藥三週，停藥一週」模式下，停藥的那週就可能導致雌激素戒斷偏頭痛發作。發作通常始於該週的前四天，多在第三至第六天之間飆升到最高頻率。不間斷的持續服藥有助於控制這種發作，這也表示你的經期會減少。節育診所通常都會這麼建議，儘管這種用法並未得到核准。如果發生突破性出血（按：非月經期間出血的現象）的

8　Andrea G. Edlow and Deborah Bartz (2010), 'Hormonal contraceptive options for women with headache: A review of evidence', *Obstetrics & Gynecology*, 3 (2), pp.55–65, www.ncbi.nlm.nih.gov/pmc/articles/PMC2938905

狀況，你只須停藥四天再重新開始服用即可。在嘗試這個方法前要先諮詢過你的醫生或家庭計畫顧問。

去氧孕烯（desogestrel）是一種僅含黃體素的口服藥，適用於每個需要避孕的偏頭痛女性。這種藥不會增加罹患中風或心臟病等心血管副作用的風險。[9] 目前看來，這種藥用起來安全，通常也有不錯的耐受性，只是出血難以預期的模式可能有些惱人。其減少偏頭痛發作的原理是抑制卵巢釋出卵子，從而減少會使偏頭痛發作可能性上升的荷爾蒙波動。

還有另一件你得知道的重要事項：預防用藥物托必拉美（topiramate）會影響避孕藥的效力，所以如果你有服用托必拉美，可能會有意外懷孕的狀況。因此，托必拉美必須謹慎服用。如果你在服用另一種預防用藥物丙戊酸鈉時懷孕，則可能導致胎兒先天缺陷。在英國並不建議有生育能力的女性服用丙戊酸鈉，除非她們遵循政府對於丙戊酸避孕計劃訂定出的嚴格指引。[10]

9　Chrisandra L. Shufelt and C. Noel Bairey Merz (2009), 'Contraceptive hormone use and cardiovascular disease', *Journal of the American College of Cardiology*, 53 (3), pp.221–31, www.ncbi.nlm.nih.gov/pmc/articles/PMC2660203

10　'Valproate pregnancy-prevention programme: Actions required now from GPs, specialists, and dispensers' (2018), www.gov.uk/drug-safety-update/valproate-pregnancy-prevention-programme-actions-required-now-from-gps- specialists-and-dispensers

懷孕

懷孕會帶來荷爾蒙大幅變化。有些女性十分憂慮懷孕與育嬰期間如何應對偏頭痛，因此推遲懷孕計畫，甚至還可能認為這個挑戰太大，無法克服。然而，其實對於50%至75%的偏頭痛女性來說，懷孕可能反而是個有正面影響的時期，她們的偏頭痛在此期間會有所改善，甚至完全緩解。有些婦女告訴我，甚至有人建議她們懷孕來緩解偏頭痛。這種油腔滑調的說法倒是對實質改善沒有助益。

懷孕期間的偏頭痛發作還是可能與懷孕前別無二致。不過一般來說：

- 20%的人在前三個月（第一孕期）偏頭痛就有所改善。
- 下一個孕期內（接下來三個月）狀況改善的人達50%。
- 還有80%的人在最後三個月感到偏頭痛狀況改善。[11]

---

11 Waldmiro Antônio Diégues Serva, Vilneide Maria Santos Braga Diégues Serva, Maria de Fátima Costa Caminha et al. (2011), 'Course of migraine during pregnancy among migraine sufferers before pregnancy', *Arquivos de neuro-psiquiatria*, 69 (4), pp.613–19, pubmed.ncbi.nlm.nih.gov/21877029

　　偏頭痛在懷孕期間狀況改善的原因還沒有完全釐清。或許是因為懷孕期間雌激素濃度升高，偏頭痛發作的頻率因此下降，有無預兆偏頭痛或曾患有MRM的女性尤其如此。懷孕期間身體分泌的「天然止痛藥」也可能在其中幫了一把。

　　有些女性——約占8%——發現她們的偏頭痛症狀在懷孕期間沒有改善。有些人的預兆出現了，但沒有頭痛。還有約10%至14%的預兆偏頭痛女性患者表示她們在懷孕期間開始發作或狀況惡化。一份對過去研究的回顧得出，約有1%至10%的女性在懷孕的前三個月首次出現無預兆偏頭痛。[12]

　　如果您的偏頭痛在懷孕期間惡化，密切監測血壓就很重要了，因為這時高血壓和子癇前症（pre-eclampsia）的風險都會增加，後者是一種會導致高血壓、蛋白尿、腿部水腫的嚴重疾病，有時還會導致癲癇發作。

　　約有30～40%的女性會在生產後出現頭痛症狀，而且不限於偏頭痛患者。這些發作大多發生在分娩後第一週內，而且通常不是在嬰兒出生那天。當雌激素濃度迅速降回懷孕前的濃度，偏頭痛可能不用多久就回歸了。睡眠障礙與為人

12 A. Negro, Z. Delaruelle, T. A. Ivanova et al. (2017), 'Headache and pregnancy: A systematic review', *Journal of Headache and Pain*, 18 (1), art.106, www.ncbi. nlm. nih.gov/pmc/articles/PMC5648730

父母的新責任也對偏頭痛沒什麼助益。約有55%的母親發現她們的偏頭痛在生產後過了大約一個月就恢復到懷孕前的狀態了。[13]

如果你過去沒有頭痛過，卻在懷孕期間出現前所未見的頭痛症狀，那麼要緊的是先確認這種頭痛不是由其他原因引起。[14] 因為頭痛可能是其他妊娠期中更嚴重疾病的次發症狀，尤其是突然出現的那種。因此，如果在懷孕期間有任何前所未見或不尋常的頭痛，請先去看醫生。

治療孕期中的發作

研究人員為了得知藥物會不會對婦女或嬰兒造成傷害，而在孕婦身上研究新療法的實驗，是不可能獲准的。因此，藥物在懷孕期間的安全性是透過收集懷孕期間（有時在無意中）服用藥物的婦女分娩後的資料再進行評估，接著才將這些回溯性資料整理至登錄系統上。

---

13 G. Sances, F. Granella, R. E. Nappi et al. (2003), 'Course of migraine during pregnancy and postpartum: A prospective study', *Cephalalgia*, 23 (3), pp.197–205, doi.org/10.1046/j.1468-2982.2003.00480.x

14 Archana Dixit, Manish Bhardwaj and Bhavna Sharma (2012), 'Headache in pregnancy: A nuisance or a new sense?', *Obstetrics and Gynecology International*, 2012, art.697697, www.ncbi.nlm.nih.gov/pmc/articles/PMC3306951

在治療孕期中的偏頭痛時，會以在最短的時間內使用最低劑量的有效藥物為目標。每一種有助於減少偏頭痛的日常事物——規律飲食、良好的睡眠品質和放鬆練習——都是良好而安全的第一步。咖啡因攝取要維持在少量，或完全不碰。

孕期最佳用藥（Best Use of Medicines in Pregnancy；bumps）網站[15]可以查閱有關孕期用藥的資訊。如果有什麼東西你不確定能否安全服用，請務必諮詢你的產科醫師與頭痛專科醫師。未得到妥善治療的發作可能會造成攝取的營養品質低、睡眠斷斷續續、壓力、焦慮甚至憂鬱，進而對孕婦造成傷害。

乙醯胺酚（acetaminophen）可以在懷孕期間安全服用，因為目前看來這種藥並不影響發育中的胎兒。然而，這對偏頭痛可能效果有限。

有許多婦女會問她們能不能繼續吃平時服用的阿司匹靈、非類固醇消炎藥、止吐藥、翠普登類藥物，或是某種這些藥物加以組合的複合藥物。阿司匹靈和非類固醇消炎藥（如布洛芬和萘普生等）都會在嬰兒出生時導致血液循環問

15 Best Use of Medicines in Pregnancy (bumps), www.medicinesinpregnancy.org/Medicine--pregnancy

題。截至2020年，bumps網站指出，懷孕的前六個月內可以在需要時使用非類固醇消炎藥，但在最後三個月應避免使用。他們的網站上還有關於其他藥物的詳情可供參考。

不要服用含有一種以上有效藥物成分的複合藥物。有不少藥都同時含有咖啡因、阿司匹靈或可待因。也不要使用如可待因或曲馬多等單一成分的鴉片類藥物。它們可能對新生兒造成影響，也很容易導致藥物過度使用頭痛。

翠普登類藥物已經受人運用多年，登記在案的資料非常令人放心，這些藥物中多數都能在懷孕期間安全使用，沒有證據顯示它們會對發育中的胎兒造成傷害或導致任何先天缺陷增加。[16] 較短效的翠普登類藥物已經進行過較詳細的研究，尤其是舒馬曲坦。夫羅曲坦和那拉曲坦等長效翠普登類藥物資訊就比較少。

16　Todd J. Schwedt, Kathleen Digre, Stewart J. Tepper et al. (2020), 'The American Registry for Migraine Research: Research methods and baseline data for an initial patient cohort', *Headache*, 60 (2), pp.337–47, pubmed.ncbi.nlm.nih.gov/31755111; Thomas Folkmann Hansen, Mona Ameri Chalmer, Thilde Marie Haspang et al. (2019), 'Predicting treatment response using pharmacy register in migraine', *Journal of Headache and Pain*, 20, art.31, doi.org/10.1186/s10194-019- 0987-7; Silvia Duong, Pina Bozzo, Hedvig Nordeng and Adrienne Einarson (2010), 'Safety of triptans for migraine headaches during pregnancy and breastfeeding', *Canadian Family Physician*, 56 (6), pp.537–9, www.ncbi.nlm.nih.gov/ pmc/articles/PMC2902939

懷孕期間常常會噁心嘔吐，如果你有偏頭痛且發作時也會噁心嘔吐，或許會希望有安全的止吐藥能用。對偏頭痛引起的噁心嘔吐，有效的藥物如丙氯陪拉辛（prochlorperazine）、甲氧氯普胺（metoclopramide）、多潘立酮（domperidone）和昂丹司瓊（ondansetron）都能在懷孕期間服用，目前沒有安全性上的疑慮。

通常鎂和輔酶 Q_{10} 的補充劑也能在孕期安全服用，但還是要先問過你的醫生。懷孕時最好別碰核黃素（維生素 B_2）和第三章中提到的草藥產品。

在孕期中預防偏頭痛

懷孕期間有時還是需要進行預防性治療。在第八章討論到的預防用藥中，此時我們首選的是 β 受體阻斷劑，如普萘洛爾和美托洛爾（metoprolol），它們也用於治療高血壓（都屬於抗高血壓藥），而且在孕期安全無虞。然而，這些藥會使氣喘惡化，所以如果你有氣喘病史——就算只在童年發作過——我建議還是不要用。

其他抗高血壓藥如坎地沙坦和利欣諾普（lisinopril）都對孕期不安全。無獨有偶，抗癲癇類的預防用藥物也大多不安全。丙戊酸鈉、托必拉美與加巴噴丁都與先天缺陷有關。

在無法使用 β 受體阻斷劑或服用後效果不彰時，一般建議使用抗憂鬱藥阿米替林。

如果可以的話，所有預防性藥物都應在分娩前最後幾週減少劑量，盡量降低這些藥物對新生兒造成戒斷作用的可能性。

去氫羥化腎上腺皮質素（prednisolone）等口服類固醇長年用於治療偏頭痛重積狀態（即長時間發作）。不過如果要使用這些藥物，服用期間不宜過久，劑量也應壓低。

目前看來，施打枕大神經阻斷也是種安全的做法——如果對你有效的話——而且在第一孕期特別有用，畢竟此時的偏頭痛可能相對來說也比較難纏。注射劑可能僅含局部麻醉劑，也可能是類固醇和局部麻醉劑的複合配方。施打肉毒桿菌可能是安全的選擇，但這方面的資料並不多，所以我目前還是建議我的孕期患者不要去打。

新推出的神經調控裝置與抗CGRP藥物都尚未在孕婦身上充分利用與研究，因此我們無從得知這些措施能否安全使用。未來會有愈來愈多的相關資訊隨著時間水落石出。

哺乳

如果你的狀況可行的話，母乳哺餵是養育寶寶的最佳方

式。這能大大增強嬰兒免疫力，也會降低母親得到乳腺癌的風險。母乳哺餵似乎對偏頭痛也有防護的作用，可以延緩分娩後的發作。

　　不過，在母乳哺餵期間要慎選治療偏頭痛的方式，因為你服用的任何藥物都可能在某種程度上透過母乳餵給寶寶。這點在最初幾個月特別重要。寶寶代謝藥物的能力會隨著年齡的增長而提高，因此藥物透過母乳傳遞的風險在寶寶長大一些後就不會那麼令人憂慮。[17] 一般而言，當母乳中的藥物含量低於母親體內劑量的10%時，就會視為該藥物可安全使用。

　　對於急性偏頭痛發作，乙醯胺酚和布洛芬通常是基礎止痛藥中較為安全也更受歡迎的選擇。至於阿司匹靈就別吃，因為母乳中的阿司匹靈可能導致嬰兒得到一種罕見又嚴重的疾病——雷氏症候群（Reye's syndrome）。

　　止吐藥中的甲氧氯普胺和多潘立酮都能增加血中的泌乳素濃度，這是一種對乳房發育與泌乳都不可或缺的荷爾蒙。一般認為多潘立酮只要劑量在每日3毫克以下就能安全使

17　Siri Amundsen, Hedvig Nordeng, Ole-Martin Fuskevåg et al. (2019), 'Transfer of triptans into human breast milk and estimation of infant drug exposure through breastfeeding', *Reproductive Toxicology*, 88, p.141, doi.org/10.1016/j.reprotox.2019.05.032

用。歐洲藥品管理局建議多潘立酮僅能服用最低有效劑量，且服用期間得盡可能縮短（少於一週）。可以改用丙氯陪拉辛，不過極為年幼的嬰兒可能會因此受到鎮靜作用，而這會造成他們有呼吸受影響的風險，因此需要慎之又慎。

翠普登類藥物目前看來可安全使用，其中多數可取得的實證都與舒馬曲坦的安全性相關。[18] 美國藥物和哺乳資料庫（LactMed）[19] 對於母乳哺餵期間使用舒馬曲坦毫無疑慮，其中也有一些關於依來曲普坦、利扎曲普坦和佐米曲普坦的實證。目前尚未得到關於阿莫曲普坦、夫羅曲坦或那拉曲坦的安全資訊，我建議先靜待更多資料，不要貿然使用。在英國，母乳哺餵網（Breastfeeding Network；網址為 breastfeedingnetwork.org.uk）對哺乳中的母親而言是實用的資訊來源。[20]

有許多偏頭痛預防用藥物可供哺乳母親選擇。[21] 與孕期

---

18 Duong, Bozzo, Nordeng and Einarson (2010),　'Safety of triptans for migraine headaches during pregnancy and breastfeeding'

19 National Library of Medicine, Drugs and Lactation Database (LactMed), www.ncbi.nlm.nih.gov/books/NBK501922

20 Breastfeeding Network, www.breastfeedingnetwork.org.uk/migraines

21 Shazia K. Afridi (2018),　'Current concepts in migraine and their relevance to pregnancy', *Obstetric Medicine*, 11 (4), pp.154–9, www.ncbi.nlm.nih.gov/pmc/articles/PMC6295770

中一樣，鎂和輔酶Q_{10}都可以放心服用，這時也可以吃核黃素（維生素B_2）了。β受體阻斷劑也可以，其中美托洛爾又比普萘洛爾更好。如果你不能服用β受體阻斷劑，或是吃了不見效，可以改用阿米替林和去甲替林。雖然在孕期中應避免服用坎地沙坦，但在母乳哺餵期間就可以安全服用。有種屬於5-羥色胺和去甲腎上腺素再攝取抑制劑（SNRI）的抗憂鬱藥「文拉法辛」也已用於哺乳中的母親，且沒有出現對嬰兒產生不良影響的相關回報。

　　至於神經阻斷與肉毒桿菌注射，目前看來，如果由經驗豐富的醫生進行就沒有安全疑慮。

更年期前期與更年期

　　更年期前期（perimenopause）有時也稱為停經過渡期，這時卵巢功能開始下降，荷爾蒙分泌也逐漸停止。月經會常常不規律。該時期通常始於40歲到55歲，大多都持續約4年，但持續時間也可能短至數幾個月，長至10年。在這段變化期間，荷爾蒙濃度就像坐雲霄飛車一樣，其驟降和驟升都導致更年期的症狀往往出乎預料地惡化和改善。這些症狀可能在最後一次經期後仍持續多年。手術切除卵巢或接受一些治療使卵巢停止分泌雌激素的人都會突然進入更年期。

　　荷爾蒙濃度的波動通常會與其他生活變化同時發生——例如孩子離家、對長輩的扶養責任與工作壓力。總而言之，這些都使更年期前期成為偏頭痛惡化的高風險時期。更年期後偏頭痛發作通常都會減少，那些患無預兆偏頭痛的女性尤其如此。患預兆偏頭痛的女性可能會發現她們的症狀和過去差不多，也可能隨著年齡增長，開始出現不伴隨頭痛之典型預兆（aura without headache）。

　　荷爾蒙補充療法（Hormone replacement therapy；HRT）對控制偏頭痛有不少助益。儘管媒體渲染它影響健康的恐慌，但現在更年期專家卻得出HRT的好處——包括改善骨骼強度、降低心臟病以及結腸癌等幾種癌症的風險[22]——推進了HRT的風險／效益平衡，支持多數女性利用HRT。一般建議有雌激素受體乳癌或卵巢癌病史的人不要進行HRT，因為有增加復發風險的疑慮。

　　如果你已經進入更年期前期，就能在50歲前服用複合

22 Gad Rennert, Hedy S. Rennert, Mila Pinchev et al. (2009), 'Use of hormone replacement therapy and the risk of colorectal cancer', *Journal of Clinical Oncology*, 27(27), pp.4542–7, www.ncbi.nlm.nih.gov/pmc/articles/PMC2754905; Edoardo Botteri, Nathalie C. Støer, Solveig Sakshaug et al. (2017), 'Menopausal hormone therapy and colorectal cancer: A linkage between nationwide registries in Norway', *BMJ Open*, 7 (11), e017639, bmjopen.bmj.com/content/7/11/e017639

避孕藥（其中含有雌激素與黃體素）進行HRT，不過前提是偏頭痛沒有預兆，也沒有其他令你面臨更高中風風險的健康問題。如果你希望避孕，這當然也能起到保護作用。HRT就是作為人體天然雌激素的替代品，所以五十歲後，就算你有偏頭痛預兆，也可以開始放心使用。

　　有偏頭痛時，局部凝膠或貼片是首選的HRT用藥方式，

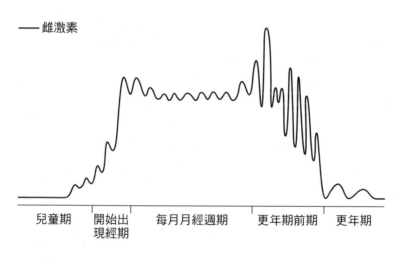

自然產生的雌激素濃度如何在一生中波動。
改自娜拉·布里登（Lara Briden）──月經革命（The Period Revolutionary），
www.larabriden.com

因為如此一來就能直接從皮膚吸收，所需劑量較低。[23] 這兩種方式還能讓荷爾蒙濃度更平均一致，減少一些會引發偏頭痛的雌激素波動。用錠劑進行 HRT 就必須服用較高劑量，因為這些荷爾蒙會經過腸胃到達肝臟，然後在那裡被分解，可供實際作用的量就減少了。

葛妮絲的故事

　　葛妮絲總是在月經期間偏頭痛發作，但她在其他時期也會發作。到四十幾歲時，她的發作變得更嚴重、更頻繁、更痛苦，也持續更久。她的月經開始失調，偶爾還有熱潮紅與盜汗的問題，這都會干擾她的睡眠，心情也變得既煩躁又低落。她在一年前裝上了用於避孕的蜜蕊娜 T 型環，其中只含黃體素──而沒有雌激素。

　　我們先確認過葛妮絲的偏頭痛救援計劃還是有用，只是沒有以前那麼有效。為了緩和更年期前期導致的雌激素濃度波動──我懷疑就是這加劇了她的發作──我建議她

23 Bo von Schoultz (2009), 'Oestrogen therapy: Oral versus non-oral administration', *Gynecological Endocrinology*, 25 (9), pp.551–3, doi. org/10.108o/o95l359o9o283655l

每晚都在皮膚上塗一些局部用雌激素凝膠。她的偏頭痛發作在幾個月後平緩下來，在睡得更好的同時，她對生活的態度也更正向積極了。

雖然更年期對你的大腦和身體來說都可能是個動盪的時期，但偏頭痛通常能在正確的建議與治療下逐漸改善。

如果你還保有子宮，單獨使用雌激素會使子宮內膜增厚。如果放任這種狀況，子宮內膜癌的風險可能會因此變得更高。要避免風險增加，就得在HRT的用藥中加入黃體素。要達成這點有許多做法，其中一種選擇是左炔諾孕酮子宮內投藥系統（縮寫：IUS；商品名為「蜜蕊娜T型環」），其核心含有黃體素，可有效保護子宮內膜。有些HRT貼片和錠劑內含黃體素，也可以作為另一種選擇。進行過子宮切除術的女性則可以利用僅含雌激素的HRT。

如果你有熱潮紅和偏頭痛的困擾，但不想或無法運用HRT，那麼目前發現SNRI型抗憂鬱藥「文拉法辛」以及屬於選擇性血清素再吸收抑制劑（SSRI）的抗憂鬱藥「依地普侖」（escitalopram）都有助於改善熱潮紅。改善盜汗有助於提高睡眠品質，而這也能改善偏頭痛。

從更年期前期一直到其後，其他所有預防用藥皆可和

HRT 共同使用，也可不用。有項令人感興趣的先驅研究發現：將微小顆粒植入脂肪作為持續性的**睪固酮**替代，似乎對一些患有慢性偏頭痛的女性有所助益，但還需要更多的研究才能確定這種療法究竟有沒有用。[24]

如果你想了解更多關於更年期的資訊，露易絲・紐森醫師的書《更年期的你還是可以自信生活：為更年期前期與更年期做準備》（按：Preparing for the Perimenopause and Menopause，與本書一樣屬於企鵝出版集團「生活專家」系列，在台灣則由晨星出版社「專科一本通」系列出版）是個實用的起點。英國更年期學會的網站也有提供關於更年期前期與更年期的資訊，包括供人下載的詳情說明，婦女與其醫生都能藉此了解偏頭痛在此期間如何變動。[25] 如果你想知道 HRT 能不能改善你的偏頭痛，請與你平時看診的醫生或頭痛專科醫師——最好是受過 HRT 與頭痛專科訓練的人——討論上述這些因素。

---

24 Rebecca Glaser, Constantine Dimitrakakis, Nancy Trimble and Vincent Martin (2012), 'Testosterone pellet implants and migraine headaches: A pilot study', *Maturitas*, 71 (4), pp.385–8, pubmed.ncbi.nlm.nih.gov/22310106

25 British Menopause Society, 'Migraine and HRT', thebms.org.uk/publications/tools-for-clinicians/migraine-and-hrt

跨性別者與偏頭痛

　　從男性跨為女性的人會使用抗雄性素降低其男性性徵，也會服用雌激素以促使女性性徵發育。有項研究顯示跨性別女性的偏頭痛發生率與順性別女性類同。[26] 另一項研究則發現約三分之一的跨性別女性在開始雌激素治療後會出現過去沒有發生過的頭痛或其他疼痛，而有一半的跨性別男性在開始睪固酮治療後減少發作的頭痛。[27]

　　目前還不清楚這種狀況的原因為何，但一般認為將口服雌激素改為經皮貼片有助於穩定荷爾蒙濃度，減少跨性別女性的發作。

26　E. Anne MacGregor and Ant01nette Maassen van den Brink (2019),　'Trans-gender and migraine'，in Gender and Migraine (Springer ebook), pp.II3–2y, link.springer.com/chapter/10.1007/978-3-030-02988-3_9

27　Anna Maria Aloisi, Valeria Bach10cco, Antonietta Costantino et al. (2007),　'Cross-sex hormone administration changes pain in transsexual women and men'，Pain, 132 (Suppl.1), pp.S6o–7, pubmed.ncbi.nlm.nih.gov/17379410

第 10 章
兒童的偏頭痛

　　我到現在還是很驚訝，大家怎麼常常沒想到兒童也會經歷偏頭痛。偏頭痛普遍發生在兒童和青少年身上，這種偏頭痛與發生在成人身上的偏頭痛有一些共同點，但也有顯著的差異。這些症狀表現上的差異可能會導致延遲診斷，或與其他疾病混淆。兒童可能有頭痛症狀，但這些痛楚通常持續時間比成人短，程度也較成人輕。確切說起來，孩子們多半會感覺他們的偏頭痛發作在腸胃。[1]

　　儘管症狀不同，發作還是同樣令人衰弱。我有些年輕的偏頭痛患者就因此錯過大量學校課程，還被指責裝病，又或是沒人在乎這些症狀。如果大家對於孩子們的偏頭痛並不重視，這個疾病伴隨的衝擊與汙名可能對兒童有更加惡劣的影響。

1　Heather Angus-Leppan, Defne Saatci, Alastair Sutcliffe and Roberto J. Guiloff (2018), ‘Abdominal Migraine’, *BMJ*, 360, art.k179, pubmed.ncbi.nlm.nih.gov/29459383/

兒童的偏頭痛經歷

　　偏頭痛會在家族中遺傳。正如我們在第一章所見，如果父母任一方有偏頭痛，那麼孩子同樣經歷偏頭痛的風險就是50%。如果父母雙方皆有偏頭痛，這個風險就更高，達到約75%。

　　我在診間詢問患者的家族病史和童年病史後，會看見他們因為確認了某件事而雙眼一亮。他們童年時的腹痛、嘔吐和暈車都得到了解釋——全都屬於偏頭痛診斷結果的一部分。那些已經為人父母的患者可能還會在孩子身上看見與自己類似的症狀模式。

　　每10個學齡兒童中，就有1個患有偏頭痛。儘管偏頭痛在四歲以前極為罕見，但倫敦大奧蒙德街兒童醫院（Great Ormond Street Hospital）的醫師們還是有觀察到類似偏頭痛的症狀，例如嬰兒腸絞痛——發生在僅18個月大的孩子身上。[2] 罹患偏頭痛的孩童中，有一半會在12歲前經歷第一次發作。接著，當他們進入青春期時，偏頭痛的發作會變得更

2　N. Karsan, P. Prabhakar and P. J. Goadsby (2016), 'Characterising the premonitory stage of migraine in children: A clinic-based study of 100 patients in a specialist headache service', Journal of Headache and Pain, 17 (1), art.94, www. ncbi.nlm.nih.gov/pmc/articles/PMC5074936

加頻繁。那些在童年較晚期才開始經歷偏頭痛發作的兒童，初次發作的年齡則多為14歲。這些時間點與那些刺激生長加速期與性成熟的荷爾蒙濃度上升密切相關。

在14歲前，偏頭痛發生在男孩和女孩身上的比率相當。在年滿14歲後，經歷偏頭痛的女孩就多於男孩了。整體而言，患有偏頭痛的15～19歲青少年裡有三分之一會經歷急性發作。這個年齡段在生命歷程中的特徵就是壓力——滿是興奮、刺激、挫折與失望等高潮與低谷。

這些數據全都令人瞠目結舌。偏頭痛造成的身體虛弱對於成年人來說就已經夠糟了，想像當兒童或青少年在未經診斷的狀況下還得試著承受發作，這對他們會造成多少影響。

受偏頭痛所苦的兒童有將近50%直到成年才被診斷出偏頭痛。經常經歷頭痛症狀的兒童在未來的人生中有較大的身心疾病與頭痛風險。當那些經歷腹部或頭部偏頭痛發作症狀的兒童長大到25歲時，有將近四分之三都會受頭痛所苦，[3] 其中超過半數到了50歲還有頭痛症狀。

有一項關於頭痛（沒有特別針對偏頭痛）的研究對中學學童進行調查，發現有20%的同學表示自己每週至少會發作

3　Raluca Ioana Teleanu et al. (2016), 'Treatment of pediatric migraine: A review', *Mædica*, 11 (2), pp.136–43, www.ncbi.nlm.nih.gov/pmc/articles/PMC5394581

一次頭痛。[4] 其中或許有不少人患有偏頭痛卻未得到診斷。不論在家還是上學，他們的生活每90天就有12天因頭痛出現負面影響。經常頭痛（每週2次以上）的兒童在生活品質量表的得分比那些有氣喘、糖尿病或癌症的孩童還要低。

不進行診斷可能會帶給兒童負面影響，包含生理上的傷害。[5] 12 ～ 17歲的兒童中約有0.8%患有慢性偏頭痛，另外還有1%患有藥物過度使用頭痛。一項研究指出，約有5%的偏頭痛兒童在描述自己的嚴重腹痛後經歷了毫無必要的手術——切除正常的闌尾。[6]

孩童或青少年的偏頭痛症狀如果得到的是無效或不恰當的治療，又或是根本沒有受到治療，他們的自信與自尊就會因為這些症狀而降低。預期性焦慮、與同儕的疏離、孤單與憂鬱都可能隨之而來。[7] 當父母被叫去學校談談孩子的低出

4　David Kernick, Deborah Reinhold and John L. Campbell (2009), 'Impact of headache on young people in a school population', *British Journal of General Practice*, 59 (566), pp.678–81, www.ncbi.nlm.nih.gov/pmc/articles/PMC2734356

5　P. Fearon and M. Hotopf (2001), 'Relation between headache in childhood and physical and psychiatric symptoms in adulthood: National birth cohort study', *BMJ*, 322 (7295), art.1145, pubmed.ncbi.nlm.nih.gov/11348907

6　H. G. Farquhar (1956), 'Abdominal migraine in children', *BMJ* (7), 4975, p.1082, www.bmj.com/content/1/4975/1082

7　Irene Patniyot and William Qubty (2020), 'Short-term treatment of migraine in children and adolescents', *JAMA Pediatrics*, 174 (8), pp.789–90, pubmed.ncbi.nlm.nih.gov/32568383

席率時，孩子的壓力也會因此升高。我甚至聽說過有些孩子
因為抱怨自己的發作而受罰。兒童的上學意願可能因此降
低，甚至拒絕上學。對那些已經在與這種棘手病況抗爭的年
輕人貼上懶惰或者裝病的標籤，往往會對他們造成巨大的苦
楚。偏頭痛對這些年輕人的教育、社交與體育活動造成的影
響，都可能損害他們的福祉。

什麼時候該帶孩子去看醫生？

如果你現在正懷疑於自己的孩子是否患有偏頭痛，那你
已經向取得診斷邁出了最初也可能是最有用的一步，接著就
是尋找治療方式了。你可能需要向教師、學校的醫護人員、
藥師、家庭醫師以及包含兒科、神經內科與兒童精神科醫師
等專家尋求協助。其他人可能也知道你的孩子經歷的頭痛或
腹痛，尤其是當你的孩子在學校發作時。重要的努力方向，
是讓大家更認識偏頭痛，以及這個疾病在兒童身上如何表
現。

如果你對於孩子身上發生的頭痛或腹痛性質與原因有任
何疑慮，或是他們經常感到不適、症狀影響到他們的日常活
動，就帶你的孩子去看醫生。

如果你的孩子符合以下任一項狀況，請務必盡快就醫：

- 癲癇發作或昏迷
- 有肢體平衡或協調問題
- 七歲以下就開始出現頭痛
- 原因不明或者正在惡化的頭痛——變得更頻繁、疼痛加劇且持續時間更長
- 伴隨發燒或持續嘔吐的頭痛
- 性格或行為出現變化
- 發育不良或者發育遲緩
- 近期學校表現嚴重落後

如何與你的醫生討論

孩子們需要知道自己有得到傾聽且受到理解。我個人的作法是邀請罹患或疑似罹患偏頭痛的孩子們，以自己的話語和表達方式跟我說他們的經歷。他們的陪伴者（通常是其中一位家長）則僅在感覺幫得上忙時才加入敘述。

有些孩子一開始會羞於談論自己的感受，不過一旦他們確信自己的經驗在討論中十分重要，就會敞開心房進行討論。鼓勵你的孩子描述時不要遺漏任何細節，並讓他們主導對話。有位十分善於表達的孩子當初來我診間時顯然還在對另一位醫生只和他的母親交談耿耿於懷。你的家庭醫師可能

已經認識你的小孩了，這點或許也有益於問診。

第一章提到的、能幫你敘述偏頭痛狀況的工具，大多也適用於兒童。和成人一樣，最有用的線索都來自孩子的病史與症狀模式。一本簡單的偏頭痛日記對於追蹤症狀大有助益。有些孩子可能比較喜歡用「紅綠燈」評分系統，將那些令人困擾的症狀分為綠燈（該症狀沒有出現的日子）、黃燈（症狀有點困擾但還算溫和）或紅燈（嚴重到他們不得不停下手邊的事並服藥或上床休息）。這可能比用十分量表衡量疼痛容易多了，尤其是對較年幼的孩子來說。你也可以做一個簡易的表格，搭配貼紙使用。記下你給孩子服用了哪些藥物，以及你認為這些藥是否有發揮作用。

有些醫師可能會請你與你的孩子完成一份兒童偏頭痛失能問卷（PedMIDAS questionnaire），[8] 這有助於評估偏頭痛帶來的影響。這份簡易的調查有六項主要問題。其中三項都與缺席課程或無法在校正常表現有關，一項與偏頭痛在家會產生什麼影響有關，還有兩項是關於患者不得不因此停止活

8 A. D. Hershey, S. W. Powers, A.-L. B. Vockell et al. (2oo4), 'Development of a patient-based grading scale for PedMIDAS', Cephalalgia, 24 (10), pp.844–9, journals.sagepub.com/doi/full/10.1111/j.1468-2982.2004.00757.x; Children's Hospital Medical Center (2001), 'PhenX toolkit (data collection worksheet), www.phenxtoolkit.org/toolkit_content/PDF/PX130502.pdf

動。

　　當然，你的醫師會想得知你的家族病史以及你的孩子是否有任何已知可能與偏頭痛相關的症狀。諸如嬰兒腸絞痛、週期性嘔吐、暈車、四肢疼痛、頸部肌肉經常扭轉而導致頭部朝一側傾斜（良性陣發性斜頸）與陣發性頭暈（良性陣發性姿勢性眩暈，或稱 BPPV）等都算。

　　主要的疑慮可能在於這些症狀是不是某種嚴重迫切病症的次發症狀。血液檢測和掃描檢查對於偏頭痛的診斷無益，但如果醫生懷疑有其他疾病的話，這就有助於排除那些可能引起次發性頭痛的潛在疾病。為患有頭痛的兒童進行腦部掃描並非常規作法，這可能會毫無必要地提高焦慮程度。大多數家長與照顧者都十分熟悉這種出於對孩子健康的焦慮而引發的痛苦。這種焦慮是很真實的反應，也應與醫生討論。

應留意的症狀

　　偏頭痛在兒童與青少年身上引起的症狀有點類似成人，卻又有所差異。症狀也可能隨年齡而改變，甚至每次發作都不一樣。一般認為嬰兒可能會發生主動撞頭的狀況，而幼兒則可能表現在無緣無故就暴躁易怒、搖晃或哭泣。

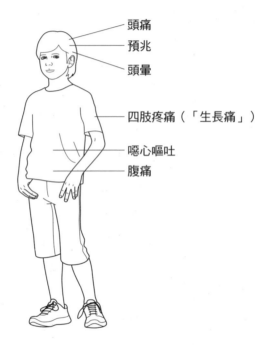

頭痛
預兆
頭暈
四肢疼痛（「生長痛」）
噁心嘔吐
腹痛

兒童與青少年常見的偏頭痛症狀。
改編自Heather Angus- Leppan, Defne Saatci, Alastair Sutcliffe and Roberto J.Guiloff (2018)，'Abdominal migraine'，*BMJ*, 360, art.k179.

- **昏昏欲睡**：在疼痛尚未發作的前驅期，孩童可能會先感到昏昏欲睡、看起來膚色蒼白或打起哈欠，但他們也可能會一下子就變得精力充沛。
- **預兆**：有些兒童會描述他們經歷了一些視覺上的預兆症狀，像是亮點、盲點（scotomata）、視野模糊或看

見鋸齒狀的圖案或彩色閃光。這時就請他們畫下看見的圖案來輔助他們的說明。也可能出現一些不表現在視覺的預兆症狀，舉例來說，可能會耳內嗡嗡作響（耳鳴）、四肢刺痛（感覺異常）、頭重腳輕，或者較罕見的單側肢體無力。

• 如果你的孩子在月經初潮（初經）後診斷出預兆偏頭痛，他們應該避免服用含雌激素的避孕藥，雖然這些藥有時候是為了控制既嚴重又麻煩還可能與偏頭痛相關的經期而開立，但其中的成分會稍微增加中風的風險。[9]

• **腹痛**：經常發作的腹痛是兒童及青少年身上的主要症狀，就算是那些只有輕微頭痛或沒有頭痛症狀的患者也是如此。這種疼痛通常發生在肚子的中央處，但也可能移動。孩子可能還會感到反胃或嘔吐。有些兒童在發作時會更頻繁地排尿或開始腹瀉。

• **頭痛**：兒童發作的頭痛通常發生在兩側而非單側。他們痛楚較明顯的部位大多是前額、太陽穴或眼睛後方，有時甚至整顆頭都在痛。對這些疼痛的描述大多

9　Tietjen, Conway, Utley et al. (2006), 'Migraine is associated with menorrhagia and endometriosis'

是搏動性或陣陣抽痛。頭痛發作時間可能並不長,持續約 1 ～ 2 小時,而且通常藉由止痛藥或在暗室靜養就能完全解決了。

- **感官敏感**:就像成人,他們也會經常出現對光線、聲音、氣味、觸覺過於敏感的狀況(即畏光、懼音、懼臭症與觸摸痛)。
- **類過敏症狀**:自律神經系統控制著我們體內自動運行的機能(比如呼吸及心率),當這個系統出現變化時,可能會導致眼睛泛淚、鼻塞、臉部出汗或浮腫。
- **偏頭痛的「標識」**:「生長痛」或「腦凍結」的病史都可能指向偏頭痛——後者是一種由冷刺激引發的頭痛,當吃下一大口冰淇淋或其他低溫食物就會導致患者痛起來。

陣發性偏頭痛的兒童通常都能在兩次發作之間完全恢復。令人難過的是,我在診間中看過一些病情已經發展成頻繁或慢性偏頭痛的孩子。我也見過服用含可待因藥物或者太常吃止痛藥的孩子們因此發展成藥物過度使用頭痛。

打造他們一生的治療計畫

　　儘管你的孩子必須依賴你協助說明他們的治療方案，讓他們主導對療法的選擇，並對他們的治療計畫給予支持還是非常重要。首先要確立他們想達到什麼樣的目標，以及對治療有什麼樣的期望。我始終都致力於讓兒童與青少年參與諮詢討論，既對他們提出開放式問題，也對他們作出明確的解釋。他們是在那些令人孱弱的發作中掙扎奮戰的當事人，我認為50%以上的孩子之所以不配合他們的療程，其中一項重要因素就是他們並不認為自己有參與到決策過程。[10] 如果他們嘗試的第一種治療無效，就會因此灰心，他們也只是想和其他孩子一樣。

　　鼓勵你的孩子維持規律的日常生活吧。他們可能會覺得有點乏味，尤其是那些熱衷熬夜、週末睡到中午還總是跳過早餐就匆忙趕去上學的青少年。但規律生活對於讓敏感的偏頭痛大腦保持穩定是不可或缺的一環。只要發作次數減少，程度也逐漸減輕，他們就能更常進行自己想做的事了。

---

10 Noemi Faedda, Rita Cerutti, Paola Verdecchia et al. (2016), 'Behavioral manage- ment of headache in children and adolescents', *Journal of Headache and Pain*, 17 (1), art.80, pubmed.ncbi.nlm.nih.gov/27596923

　　當然，偏頭痛的各種誘因都會相輔相成，因此減少任何可能讓兒童或青少年在脆弱時發作的因素還是比較明智的作法。我認為患者和醫師們都經常低估一些簡單改變對於降低孩子偏頭痛發作頻率與嚴重程度的效果：

- 絕對不要跳過一餐不吃。
- 規律而頻繁吃一些健康的點心，包括就寢前也吃一份。
- 規律運動，並在運動前後都吃點食物及補充水分。
- 保持規律而良好的睡眠習慣——這表示別賴床太久。

　　緩解壓力也有助於降低孩子發作偏頭痛的風險。有不少方式可以達到這個目標。他們可能會享受放鬆練習，諸如漸進式肌肉放鬆或冥想等等（參見第六章）。Headspace for Kids、Smiling Mind以及Calm等智慧型手機上的應用程式或許是吸引人且實用的選擇。

　　有些人也可能發現學校或當地醫療機構提供的諮商及心理輔導支持相當有用。研究還發現以**認知行為療法（CBT）**的原則為基礎進行的行為治療（behavioural therapy）對兒童有效。[11] 行為治療或許可以用於支持孩子（及其家庭）堅持

11　Ibid.

執行他們控制偏頭痛的計畫，協助他們記得以最佳策略服藥——諸如在急性發作時盡快服用來救急，以及定期服用作為預防措施等。認知行為療法的技巧則可以重塑孩子們對自己的偏頭痛抱持的看法，藉此減輕孩子的痛苦，讓他們即便患有偏頭痛也能享受生活，同時增進他們應對疼痛的能力。

救急用藥

你的孩子需要一份專為他們的年齡與體型打造的急性發作救援計畫。這份急症治療用藥的使用時機，以及用過後再次使用的時機，都應與你的家庭醫師商量。急救藥物要隨時準備好，如此一來，當你的孩子開始感到不適時就能盡快服用。這份藥物可能會包括三種也用於成人的關鍵用藥：止吐藥如丙氯培拉辛；基礎止痛藥（非類固醇消炎藥或止痛劑）如布洛芬、萘普生或者乙醯胺酚；若有必要，還有專門用於治療偏頭痛的藥物（翠普登類藥物）。

在近年針對兒童與青少年訂定的指引中，建議以布洛芬作為第一線用藥，並配合年紀給予適當劑量。乙醯胺酚對青少年的偏頭痛緩解效果不太明顯，但也值得一試。追加一劑翠普登類藥物可能會有不錯的效果。翠普登類藥物並未取得兒童用藥許可，不過世界各地的頭痛專科醫師都會透過「仿

單標示外使用」（off label）原則開立處方，也認為這些藥物可以安全使用。舒馬曲坦已經受到廣泛研究，且已證實搭配萘普生使用對青少年效果顯著。考科藍於2016年對所有翠普登類藥物研究做出一份回顧報告，指出大部分翠普登類藥物都已經進行過應用在青少年身上的研究了。[12] 相較其他翠普登類藥物，夫羅曲坦在兒童身上的應用受到的研究最少。

　　翠普登類藥物的劑型應慎選。口溶錠較易服用，鼻噴劑則可以迅速緩解不適。但對那些容易感到反胃或嘔吐的孩子來說，直接吞的藥錠可能比味道糟糕的口溶錠或鼻噴劑更好。孩子的頭痛專科醫師應當能向你和孩子說明各種選擇的利弊。

　　了解每個月服用救急用藥的次數上限十分重要，因為藥物過度使用頭痛也可能發生在孩子身上。在服用翠普登類藥物方面，我給孩子的建議通常和成人一樣：一個月內不要服用翠普登類藥物超過8天，基礎止痛藥則是少於14天。把一個月算成4週、28天，這些數字就相當好記了。

---

12 Lawrence Richer, Lori Billinghurst, Meghan A. Linsdell et al. (2016), 'Drugs for the acute treatment of migraine in children and adolescents', *Cochrane Database of Systematic Reviews*, 2016 (4), art.CD005220, doi.org/10.1002/14651858.CD005220.pub2

　　我從不對兒童開鴉片類藥物或可待因來緩解頭痛，因為這些藥物可能很快就會造成藥物過度使用頭痛。同時我也會建議他們不要吃「複合」止痛藥。通常能在藥局買到的止痛藥都含咖啡因，而這並不適合兒童攝取。咖啡因在體內停留時間很長，可能會影響到原本能恢復體力的睡眠。

　　使用阿斯匹靈一定要非常謹慎，尤其是用在 16 歲以下的兒童身上時，因為它可能導致兒童得到雷氏症候群，這是一種罕見且非常嚴重的疾病，可能導致腦部和肝臟受損。

預防措施

　　如果你的孩子有以下狀況，他們或許能從預防性治療受益：

- 每個月經歷四次以上的發作
- 頻繁出現預兆症狀
- 救急藥物無效或他們太頻繁使用這些藥物
- 發作症狀嚴重影響他們的日常生活

和成人一樣，務實的目標是將偏頭痛的影響降低 50%，

而非完全治好[13]。

　　使用預防性藥物時，應「從低劑量開始，再慢慢增加」，給任何可能發生的副作用留一點解決時間。你的孩子應持續服用不會引發麻煩副作用的最大劑量至少12週，再評估其效果。如果預防性藥物能改善病情，就可以繼續服用6至12個月。在那之後，如果情況許可，就應該降低劑量或是完全停藥。當然，如果這些藥完全不見成效，或是確定副作用影響甚大，那麼就該完全停用，並重新檢視預防發作的計畫。

　　兒童的預防性用藥也包含營養製劑，如鎂、核黃素（維生素B_2）以及輔酶Q_{10}等。在兒童身上應用這些營養製劑的實證和研究都非常稀少，使用時最好一次只試一種。

　　用於成人的預防性藥物也會開給兒童或青少年，有時也確實能見效。然而，我們還是缺乏它們在兒童身上能發揮多少效果的實證，同時還有其他事項必須考量。

　　一項研究指出，普萘洛爾對兒童有效且耐受性良好。研究人員表示，普萘洛爾與抗過敏（抗組織胺）藥物塞浦西他

---

13 Maryam Oskoui, Tamara Pringsheim, Lori Billinghurst et al. (2019), 'Practice guideline update summary: Pharmacologic treatment for pediatric migraine prevention', *Neurology*, 93 (11), pp.500–9, doi.org/10.1212/WNL.0000000000008105

啶（cyproheptadine）併服時可以見效。[14] 然而，普萘洛爾不能用於有氣喘的孩童，塞浦西他啶也並未在英國取得用於偏頭痛的許可。

　　阿米替林可能也有預防的效果，先從夜間服用小劑量開始，如果副作用相當棘手，那麼去甲替林的人體耐受性可能好一點。

　　托必拉美是目前唯一一種美國食品藥物管理局（FDA）核准用於兒童的偏頭痛治療藥物，可惜的是，這種藥物普遍伴隨包括腹痛等令人不適的副作用。[15] 頭痛與偏頭痛患者聯盟（Coalition for Headache and Migraine Patients；CHAMP）於一項2017年的研究中指出，阿米替林和去甲替林在兒童身上的效果都沒好過服用無效安慰劑。[16] 不過，早期研究顯

14　Teleanu et al. (2016)，'Treatment of pediatric migraine: A review'

15　Seyed Hassan Tonekaboni, Ahad Ghazavi, Afshin Fayyazi et al. (2013), 'Prophylaxis of childhood migraine: Topiromate versus propranolol'，*Iranian Journal of Child Neurology*, 7 (1), pp.9–14, www.ncbi.nlm.nih.gov/pmc/articles/PMC3943076

16　Scott W. Powers, Christopher S. Coffey, Leigh A. Chamberlin et al. (2017), 'Trial of amitriptyline, topiramate, and placebo for pediatric migraine'，*New England Journal of Medicine*, 376 (2), pp.115–24, www.nejm.org/doi/full/10.1056/NEJMoa1610384

示這些藥物的效果有一致性的證據，還是可以嘗試。[17]

　　辛那伶（Cinnarizine）是一種鈣離子通道阻斷劑抗組織胺，有時用於治療動暈症（按：motion sickness，即暈車、暈船、暈機等）。就像另一種用於成人的鈣離子通道阻斷劑氟桂利嗪，辛那伶對患有偏頭痛的孩童也有效果。另一種抗組織胺吡唑替芬過去廣泛用於治療兒童偏頭痛，但沒有研究結果能支持其成效，且吡唑替芬可能導致嗜睡及體重增加。[18]

　　根據最近的研究，一種名為丙戊酸鈉的抗癲癇藥物也可能對兒童有用。[19] 在英國，女孩及育齡婦女都不能使用這種藥物。[20]

　　褪黑激素目前已經作為預防用藥，或許也有效果，但還

17　Joanne Kacperski, Antoinette Green and Sharoon Qaiser (2020), 'Management of chronic migraine in children and adolescents: A brief discussion on preventive therapies', *Paediatric Drugs*, 22 (6), pp.635–43, pubmed.ncbi.nlm.nih.gov/32889686

18　Nick Peter Barnes and Elizabeth Katherine James (2009), 'Migraine headache in children', *BMJ Clinical Evidence*, 2009, art.0318, www.ncbi.nlm.nih.gov/pmc/articles/PMC2907773

19　Man Amanat, Mansoureh Togha, Elmira Agah et al. (2019), 'Cinnarizine and sodium valproate as the preventive agents of pediatric migraine: A randomized double-blind placebo-controlled trial', *Cephalalgia*, 40 (7), pp.665–74, doi.org/10.1177/0333102419888485

20　'Valproate pregnancy-prevention programme: Actions required now from GPs, specialists, and dispensers' (2018)

需要更多相關研究。[21]

Cefaly Dual等神經調控裝置也能用於兒童身上。然而，這些裝置要發揮作用，就得每天使用一小時，這可能就不適合所有兒童了，同樣沒有研究能證明它們在兒童身上效果如何。

在英國，神經阻斷和肉毒桿菌注射都沒有廣泛應用在兒童身上。其他地方倒是已經開始嘗試這些做法，在美國還更加普遍。由於難以獲得研究許可，它們都缺乏在偏頭痛兒童患者身上的使用依據。有些研究者透過仿單標示外使用的案例研究肉毒桿菌在青少年身上的使用情況，目前看來這既安全也有良好的耐受性，但還是需要更廣泛的研究。[22] 當然，

---

21 Razieh Fallah, Fatemeh Fazelishoroki and Leila Sekhavat (2018), 'A randomized clinical trial comparing the efficacy of melatonin and amitriptyline in migraine prophylaxis of children', *Iranian Journal of Child Neurology*, 12 (1), pp.47–54, www. ncbi.nlm.nih.gov/pmc/articles/PMC5760673

22 Paul K. Winner, Marielle Kabbouce, Marcy Yonker et al., (2020), 'A randomized trial to evaluate OnabotulinumtoxinA for prevention of headaches in adolescents with chronic migraine', *Headache*, 60 (3), pp.564–75, www.ncbi.nlm.nih. gov/pmc/articles/PMC7065250; Marielle Kabbouche, Hope O'Brien and Andrew D. Hershey (2012), 'OnabotulinumtoxinA in pediatric chronic daily headache', Current *Neurology and Neuroscience Reports*, 12 (2), pp.114–17, pub-med.ncbi. nlm.nih.gov/22274570; Valerie W. Chan, E. Jane McCabe and Daune L. MacGregor (2009), 'Botox treatment for migraine and chronic daily headache in adolescents', *Journal of Neuroscience Nursing*, 41 (5), pp.235–43, pubmed. ncbi. nlm.nih.gov/19835236

這些治療都涉及多次藥物注射，可能因此對兒童較不可行
——以我自己的經驗來看，兒童可不樂於挨針。

　　和孩子一起選擇預防措施時，不妨花點時間聊聊這些措
施可能帶來的好處和副作用，同時也別忘了把孩子的實際情
況納入考量。他們在哪裡就學？他們是否即將面臨重大考試
或其他大事？他們有多熱愛運動？他們的偏頭痛有沒有伴隨
焦慮或憂鬱的情況？誰會負責觀察和記錄孩子對藥物的反
應，又如何進行？我之前就看過一些青少年患者明明正要面
對重要考試，他們的醫師卻開了會讓他們非常嗜睡或是難以
清晰思考的預防性藥物。

讓校方參與其中

　　如果你的孩子常常偏頭痛發作，就和校方商量一下他們
的治療計畫吧。12～15歲的孩子中，約有10%的頭痛嚴重
得足以讓他們每年缺課七天。[23] 教師與講師們都必須了解偏
頭痛對你的孩子有什麼影響，尤其是在偏頭痛發作就表示他
們得缺課的情況下。

23　Kernick, Reinhold and Campbell (2009), 'Impact of headache on young people in a school population'

不論你的孩子有任何特殊需求，校方都必須確實了解，並與你和孩子共同提出合理的通融或便利措施，以確保孩子的教育歷程能像其他沒有這類失能情況的孩子一樣繼續下去。把你們達成的協議紀錄下來，並確保你的孩子與相關教職員都清楚了解這份計畫，這份紀錄也應正式歸檔並定期檢閱。

英國於2010年通過的《平等法案》旨在保護有失能疾患的孩子免於歧視，而2014通過的《兒童及家庭法》則規範了學校應採取的協助措施。在美國，失能的學生則受到1973年《康復法案》的第504條保護，患有頻繁或慢性偏頭痛的兒童或許也屬於該法的管轄範圍。

患有偏頭痛的孩子都需要更進一步照料以及了解病況，同時也需要更多的研究。對這些孩子與他們的家庭進行偏頭痛衛教，並不只是讓他們知道肚子痛也可能是偏頭痛發作，而是讓他們理解，要根據孩子們的特殊需求量身打造應對發作的方式，向他們解釋可以對長大成人後的狀況抱有什麼期望，並告訴他們未來還會有更好的療法推陳出新。對於治療兒童偏頭痛的人來說，這些孩子在知道自己既非孤軍奮戰，也能控制病情後，他們臉上浮現的安心就是最好的回報。

羅伯特的故事

羅伯特來找我時，偏頭痛的狀況開始變成每週都嚴重發作，有時發作時機就在足球隊練球後，他也因此缺席許多課程。他熱愛自己參與的運動，也會因為無法參與而沮喪受挫。之前他已經看過家庭醫生，也在服用偏頭痛預防藥物，而這種藥對他的專注力影響甚大，當時他只能艱困地準備考試。

當我們見面時，我請他告訴我每天的日常作息。得知他經常跳過早餐，也常在週六賴床到很晚來補眠。

我們針對睡眠習慣談了一下，讓他試著就算在週末也保持規律的起床時間。他後來不再跳過早餐，也開始為足球訓練準備一條蛋白能量棒與飲品，以便訓練結束後攝取，還會在睡前多吃一份加入新鮮莓果的希臘優格作為點心。我們調整了他的預防用藥，為他找出不影響學習能力的藥物。當他得到一份出色的考試成績時，他自己的喜悅並不遜於他的師長。

青少年時期是一段讓人既興奮又壓力纏身的歲月──但這也可能帶來偏頭痛發作。建立他們的日常規律並找出恰當的藥物，就能確實幫到青少年。

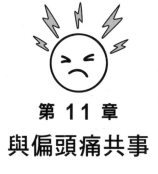

第 11 章
與偏頭痛共事

不被承認、漏診、未獲治療、資源不足與誤解——偏頭痛帶來的衝擊會影響到生活的方方面面，連家庭、親友和工作都會連帶受其影響。就業與職涯都可能受到波及。你有什麼相關權利，可以尋求什麼幫助，以及如果因偏頭痛而無法工作時能怎麼辦？

應該告訴雇主你有偏頭痛嗎？

是否揭露自己的偏頭痛取決於你。整體而言，我比較贊成告知雇主，並對於偏頭痛的狀況稍作討論，為增進他們對偏頭痛病症的認知多盡一分力。別忘了，如果你的雇主不知道你有偏頭痛，當你發作時，他們也無從協助起。當然，如果你很少發作，一年只有1、2次，或許就不覺得有必要和他們討論病情。這種程度的病症也不太可能達到被視為失能的標準。

有些人則是擔心他們的雇主知曉後不知會作何反應，因

此隱瞞自己的偏頭痛。我的病患中有些並不想在工作場合表明他們有偏頭痛，他們擔心上司或雇主對他們的看法會因此出現負面影響，還可能損及自己的職涯發展。這對演員、舞者或其他以演出謀生的人來說可能會是個問題，在高度競爭的業界，別人可能因此對他們未來的發展不予信任。其他職業則可能會限制可行的醫療選擇。舉例來說，我曾聽說有心理治療師的主管告訴他們不得嘗試肉毒桿菌注射療法，因為這可能減少他們看診時對病患表達同理的表情變化。從軍或擔任保全的病患也對我說過，如果他們服用了那些同時用於憂鬱症的偏頭痛藥物，就無法繼續任職了。

在英國與部分國家，當你錄取一份工作後，雇主就有權得知你的健康狀況與病歷資料。當雇主提出該要求時，你或他們都可以提出讓你轉診至職業健康照護服務（occupational health services）以取得相關報告。在這之後可能還需要進一步複查，確認你對偏頭痛的控制如何。最好記下會面時討論的內容與達成的協議。

你的雇主能給予什麼幫助？

雇主的態度保有彈性並賦予員工信任時，偏頭痛患者在為了控制偏頭痛而作出適當選擇時會更有安全感，不用擔心

因此受罰。在這方面，直屬上司就是關鍵了。

　　促進對偏頭痛的了解是一切協助的基礎。有偏頭痛的人經常聽見各種負面說詞，指責他們誇大自己的疼痛，連帶還有一些既無幫助也沒有實證根據的「治療」建議。有人認為因為偏頭痛而請假或停工，表示你可能只是懶惰、詐病或「裝點病來請假」，這種比比皆是的普遍看法破壞了將偏頭痛視為病症並重視的態度。我們所有人都需要代表偏頭痛患者，對這些誤解發起挑戰。

　　我們還得教育我們的主管與同事，讓他們知道偏頭痛是一種譜系病症。他們對偏頭痛的變化之大有所了解──不僅每個人都不一樣，同一個人在人生不同階段也會有所不同──對於你在工作場合尋求所須協助是不可或缺的一環。許多受雇者都能利用職業健康照護服務，但還是有不少人無法利用，這方面必須進一步改善。

　　英國有個偏頭痛公益機構「偏頭痛信託基金」（The Migraine Trust）做了一套「受雇者倡議工具包」供人下載，協助你與雇主就偏頭痛與個人需求進行討論。在世界各地的偏頭痛倡議網站上也都能找到與你的權益相關的類似建議（參見〈延伸閱讀及資源〉）。

就業、失能與法律規範

一般來說，當一個人身體或心理上的缺損會對日常生活活動（ADL，如進食、著裝、沐浴、如廁、家務與採購）產生「重大」且「長期」的負面影響時，就會被視為失能，不論在什麼前提下評估失能，你都得針對偏頭痛實際造成的衝擊提供支持證據，包括在未得到調適的狀況下，其嚴重程度如何使你的工作表現受限。

歧視失能者在許多國家都受到相關法律管轄，聯合國還有一整座涵蓋世界各地身心障礙相關法規的書庫。[1] 如果你的發作情況嚴重或患有慢性偏頭痛，就要熟悉一下當地法律。

英國1974年頒布的《工作健康與安全法案》與2010年的《平等法案》（EQA）都點出雇主有義務照顧員工安全並確保工作場合內沒有歧視發生。《平等法案》中規定雇主有義務為失能的員工作出「合理的調整」。

---

1 United Nations, 'Disability Laws and Acts by Country/Area', www.un.org/development/desa/disabilities/disability-laws-and-acts-by-country-area.html

合理的調整——列個清單吧

「合理的調整」一詞既模糊不清也易使人誤會，常常將何謂「合理」交由雇主判斷。這些調整也有其極限，因為工作場所總有些事不可能變動。如果你希望雇主為你作出合理的調整，就要先述明你的難處，畢竟你要爭取權利，也該講理。

有時作出調整十分容易，之前我有一位病患必須參加常規簡報會，他沒多久就發現長時間暴露在投影的強光中會誘發偏頭痛發作。他對雇主反應此事，後者遂安排將投影片印成紙本。結果如何呢？他們完成了必須進行的簡報，也愉快地免於發作。

工作場所常見的觸發因素有閃爍的光線、通風不良、悶熱的房間、同事濃烈的香水味或在公用廚房準備午餐的氣味。（我的經驗是：在微波爐加熱的魚就是個誘因！）若你在家中用電腦工作，就要想想一整天下來長時間盯著螢幕是否合適。你可以自行在清單中加上自己的觸發因素與較為敏感的事物，然後訂出有哪些事可作出合理調整，進而使工作環境對偏頭痛更友善。如果你有時得在晚間工作，這些調整可能就包括換班。

合理調整的清單可能包含：

- 容許你在發作時先到較安靜而昏暗的地方休息，等待藥物見效。
- 讓你在較不吵雜的環境工作。
- 彈性工時或在實務上可行的狀況下允許某種程度的在家遠距離工作。
- 理解閃爍的日光燈可能導致發作，需要關掉並安排替代的照明光源。
- 提供電腦螢幕用的防眩光過濾片。
- 安裝百葉窗或窗簾擋掉刺眼的陽光。
- 允許你在室內穿戴個人防護用品，如耳塞或墨鏡。
- 以抗噪耳機降低環境噪音。
- 請同事在製造強烈氣味（如使用香水或是在公用的午餐設備中調理香味濃厚的食品）之前再三思。
- 確保空間通風並改善空氣品質。

以上清單雖長，卻還距完整甚遠。

當你還在嘗試或調整自己的救援方案時，這些調整可能需要維持一段時間——比如一兩個月。你也可能發現這個工作的整體型態都使你難以好好工作：比如一定得上夜班或和人換班。若是這樣，就可能得作出長久的改變。要改善工作帶來的壓力可能比較難，但也可能有些成效。

　　如果提出的改動不利於雇主經營、會妨害或干擾正常的業務經營、造成營運困難，或是由於工作場所實質上的限制而無法進行該變動，雇主就沒有進行該改動的法律義務。你雇主公司的相對規模與財務狀況，也是影響他們能調整你的工作環境到什麼程度的因素之一。

　　推進這些改變的有效方式，是你和雇主共同討論一下你認為哪些調整應優先考量，以及這些調整又該如何實際施行。畢竟，如果一點簡單的改變就能讓員工更快樂、更健康，效率也更高，那麼你和雇主都是贏家！如果你的雇主無法理解，就利用當地一般會採取的申訴途徑。如果還是不成，你或許會希望尋求其他相關資源的建議——在比較極端的情況下，這些資源可能是人力資源部門、同事中的前輩、工會、倡議組織甚至可能是勞動法律師。

拉傑什的故事

　　拉傑什患有無預兆偏頭痛，對眩光、空氣品質、氣味與巨響都十分敏感。他的工作包含一些辦公室事務與一些實地訪查。在辦公室裡，有位同事喜歡在自己身上噴香水——這是個觸發因素。他還不得不與他人輪流使用辦公

桌,常常分到窗邊的位置,陽光會直接照在他的電腦螢幕上——又是一個觸發因素。實地訪查時,有時會有響亮刺耳的噪音——再一個觸發因素。從原先的所在地趕到另一處時,他會塞一塊蛋糕棒作為午餐,激得他的葡萄糖(血糖)濃度飆升——又是個觸發因素。當發作時,通常就表示他得提前下班,有時連第二天都去不了。

我們探討了一下他的工作常態如何引起發作,也確立了減少發作的改善方式。拉傑什決定午餐改吃一些其中夾有蛋白質、健康脂肪和蔬菜的三明治或沙拉。他和老闆談了一下,商議出一個固定且遠離窗戶的辦公區。他也和同事商量了她噴香水的事,對方之前並沒有發現這給他帶來的困擾,對此非常不好意思,也很樂意在上班日停用香水。他也能在實地訪查時戴上雇主提供的耳罩,在這之後變得更加勤奮了。

在一些工作場所的微小而重要之處作出改變,就足以減少偏頭痛帶來的影響。讓雇主在做出所需改變這件事上助你一臂之力吧。

病假政策

聘雇合約通常都會包含一段關於病假的記錄和相關處置

的內容，這些內容也可能集中載明於監管短期缺勤的流程中。公司政策經常會對因治療偏頭痛發作而缺勤一兩天的員工進行不當懲處。不幸的是，我有一些病人因偏頭痛請病假的天數啟動了公司對他們缺勤狀況的調查程序，他們接著就被召去開懲戒會議。這可能令人感到不安與威脅。

　　對偏頭痛有深入了解的雇主通常會調整這些條款，不計算因偏頭痛所致的缺勤天數。這可以讓偏頭痛患者放鬆下來，免除要在發作期間繼續上班的壓力。雇主為減效出席（狀態不佳時持續工作）花費的成本可達到短期缺勤的兩倍。減少對於發作的焦慮還能降低發作可能性──這對員工和雇主可是雙贏。

　　如果你因偏頭痛惡化而請了一段時間的病假，來一場規劃「重返職場」的會談或許有助於釐清工作中有沒有會導致你發作的事，還能訂出計畫，適當調整回歸職場的步調。

　　在這方面的討論中，你的雇主可能會想得知更多資訊或支持證據，諸如你平時看診的醫生、頭痛專科醫師或職業健康部門對於這次長假開出的疾病診斷。這也提供一個好機會，讓你與醫生討論偏頭痛對你有何影響，以及如何改善治療計劃。你的病史預設保密，因此醫生要向雇主提供任何與你的健康狀況相關的資訊，都得先經過你的同意。

你的雇主需要了解哪些偏頭痛相關資訊

- 這是一種遺傳性的神經系統疾病，會延續終生，因此可以受到控制但無法「治癒」。
- 陣發性偏頭痛患者每月發作少於15次。他們在不發作時狀態通常都還不錯。
- 陣發性偏頭痛可能會惡化為慢性偏頭痛，有慢性偏頭痛的人每月則會發作超過15次。
- 發作與否以及其症狀都因人而異，在一生中的不同階段也會變化。
- 這不僅是頭痛的問題。偏頭痛會導致暫時性的視力變化、頭暈、腦霧、噁心、嘔吐、手腳發麻與刺痛、運用字詞困難，在極少的狀況中還會導致單側暫時性癱瘓。
- 頭痛的持續時間可能短至四小時，長至三天。頭不再痛之後，可能在幾天內還是無法完全恢復正常。認知到這個階段──後期症候期或「宿醉」──對患者也有所助益。
- 規律進食與飲水都有助於降低發作風險。短暫而頻繁的休息時間有助於維持這點。
- 如果你能在發作時盡快服藥，就能縮短發作時間。在安靜而昏暗的地方休息片刻也對發作的患者有益。

- 對工作環境（例如照明、通風或電腦螢幕）做點簡單的改變可以降低發作頻率，而且花費通常不高。
- 發作可能突如其來，因此你可能會突然就不得不離開工作崗位。你的缺勤時間可能十分短暫。要回應這點，雇主的病假政策可能就得稍作調整。
- 雇主的支持可以減輕壓力，從而降低你的發作頻率並提高你的工作績效。
- 根據英國 2020 年的《平等法案》，嚴重偏頭痛屬於失能的一種，在其他國家亦是如此。如果你的偏頭痛已經到了這個程度，雇主就應該作出合理的調整。

申請政府補助

　　有時候工作和偏頭痛就是互不相容，這時你或許會發現自己需要申請國家撥款的補助金。你能符合資格的政府補助有各種可能，具體情況取決於你的所在地、財務狀況與納稅紀錄。許多國家對失能都有嚴格的認證標準，而且都需要附上支持證據。失能者的支持組織與倡議性服務團體或許都能為你解釋你應有的權利以及具體如何申請。申請表有時會令

人無所適從，因此讓親朋好友或其他顧問一起協助你填寫，或許會是有用的支持。有些人可能會覺得整個制度不利於他們，尤其是在遇到評估員對偏頭痛不了解，或是似乎不相信他們、無動於衷時，特別容易有這種感覺。這其實只是他們辦事時的官僚主義，所以盡量別往心裡去，或對此沮喪。

你得證明自己因為偏頭痛的影響而無法從事全職工作謀生。你的偏頭痛日記可用於證實發作的頻率、持續時間與嚴重程度。記下你每天最高的疼痛分數，以及其他你遭遇的症狀和感官敏感的詳細資訊。將偏頭痛對日常活動的影響畫成圖表也可能對你的申請有所助益——舉例來說，如果你有讓你感到身體虛弱的頭暈症狀，就可以這麼紀錄。這些紀錄也要涵蓋你用於救援計畫以及預防措施的藥物種類、數量與使用頻率。

你可能需要醫生或頭痛專科醫師開立診斷書，其中列出你的用藥、過去做過的治療、掃描檢查與檢測結果。或許還得描述自己打理日常生活活動的能力如何。總之把任何可以構築你偏頭痛發作全貌的事物都附上去。如果有人看過你偏頭痛發作，那麼他們將目睹的過程寫成書面陳述，可能也有一定的說服力。你的主張中也應該提到特定的工作環境對你產生的影響（如噪音響度或螢幕眩光）。評估人員可能也會請你考慮找其他工作。

　　收集並遞交所有申請資料後，通常都得等一陣子，你的申請會在政府系統中緩緩前行。他們在作出決定前，可能會先請你去面試（在英國，這稱作「工作能力評估」）。如果你的申請被駁回了，先試著找出原因。如果你認為這個決定不公，或是找到其他可能對申請有利的資訊，就再提請上訴。這是一條漫漫長路，但如果最終你的補助得到批准，那一切就值得了。

　　〈延伸閱讀及資源〉中列出了一些可以協助你了解自身權利與法定利益的組織。

涉及更廣的損失

　　工作中的偏頭痛影響到的是整個社會。正如我們先前所見，工作基金會點出偏頭痛對經濟造成的巨大消耗：光是在英國，每年就有8600萬個工作日因偏頭痛而出現缺勤和減效出席，相當於損失了88億英鎊。加上醫療保健的直接成本，每年這方面的總損失可達97億英鎊。[2] 如果世界各國的

2　Work Foundation (2018), 'Society's headache: The socioeconomic impact of migraine', www.lancaster.ac.uk/media/lancaster-university/content-assets/documents/lums/work-foundation/SocietysHeadacheTheSocioeconomicimpactof migraine.pdf

損失金額相似，那麼全球每年因偏頭痛而產生的耗損將達到1兆英鎊。儘管偏頭痛造成了重大的經濟衝擊，但歐洲對偏頭痛的公共資助卻是所有神經性疾病中最少的，而美國國家衛生院2019年僅在偏頭痛研究上花費2800萬美元──比炭疽病的研究經費還少。[3]

歐洲偏頭痛與頭痛聯盟（European Migraine & Headache Alliance）於2020年發布了一份用問卷調查偏頭痛影響的研究報告。這份調查發現有許多員工不了解雇主訂出的健康與福利政策、降低職業風險的預防措施或透過公司得到醫療保健的權利。約有三分之一的受訪者表示偏頭痛對他們求職造成了阻礙。令人傷感的是，有11.7%的人表示自己因此被解僱，近半數則說他們因為偏頭痛而在工作中難以發揮。絕大多數人（94%）表示他們在偏頭痛發作期間都覺得自己無法完成工作。與此同時，有60%的人認為自己只有在發作時才是失能者，僅13%的人表示他們覺得自己不論是否發作都感到失能。我猜最後那組可能是患有慢性偏頭痛的人。[4]

---

3 US Department of Health and Human Services (2020), 'Estimates of funding for various research, condition, and disease categories', 24 February 2020, report. nih.gov/categorical_spending.aspx

4 European Migraine & Headache Alliance (2020), 'Migraine at work', www. emhal- liance.org/wp-content/uploads/2020/01/EMHA-Migraine-at-work.pdf

這些報告都證實了我們已知的事實：我們在工作場合支持偏頭痛患者的方式需要進行大幅改善，而且是迫切需要。

　　所幸，有許多雇主現在已經了解到這點，有些開明的企業已經在研擬新的健康促進計劃了。就算是一個人的發聲也可以產生巨大影響，有位政府僱員在部落格上講述她在工作時的偏頭痛經歷，後來整個英國公務員系統直接與偏頭痛信託基金合作，實施一項專門針對偏頭痛的健康促進計劃。

　　和你的雇主商量看看，討論如何讓工作場所對你與其他患偏頭痛的同事更友善，這真的值得一試。

第 12 章
形形色色的偏頭痛

你可能聽說過意指不同偏頭痛類型的各種稱呼,其中有些是偏頭痛的各種亞型,其他則是過時的術語,自《國際頭痛疾病分類》第三版(ICHD-3)更新後就不再使用了。[1] 我們將在本章關注《國際頭痛疾病分類》第三版中認可的不同偏頭痛亞型。

前庭偏頭痛

前庭系統是內耳的一部分,負責監測並控制我們的平衡。如果前庭系統功能異常,就會導致眩暈(vertigo)與頭暈(dizziness)。眩暈是一種你自己或周圍環境在旋轉或移動的感受。頭暈則是定義比較寬泛的術語,廣泛用於形容頭重腳輕、天旋地轉、虛弱暈厥或頭昏腦脹等感受。

---

1 International Headache Society (2018), International Classification of Head- ache Disorders, 3rd edn [ICHD-3], ichd-3.org

　　不論是成人還是兒童，前庭偏頭痛（VM）都是暈眩發作最常見的原因。以前被稱為偏頭痛合併眩暈或頭暈（migraine-associated vertigo or dizziness）、偏頭痛相關之前庭病變（migraine-related vestibulopathy）或偏頭痛性眩暈（migrainous vertigo）。

　　這種眩暈並非偏頭痛的預兆症狀，它比預兆持續得更久。前庭偏頭痛患者約有三分之一會經歷持續數分鐘的發作，另有三分之一發作持續數小時，剩下三分之一則長達數天。有些發作只有數秒，但只要頭部移動或傾斜就會反覆發生。眼前所見也可能觸發暈眩──舉例來說，看見列車高速駛過或是條紋等有強烈對比的圖案，尤其是這些圖受到扭曲時。

　　儘管暈眩是偏頭痛發作的常見症狀，前庭偏頭痛還是常常被漏診。頭暈的患者可能會被轉診給耳鼻喉科（ENT）或者神經內科的醫師，這些人在耳鼻喉科診間中占了7%的人數，在頭痛診間則占9%。[2] 大部分患有這種偏頭痛的病人都會先經過聽力測驗、平衡功能檢查或掃描檢查，才得到前庭

2　Marianne Deiterich, Mark Obermann and Nese Celebisoy (2016), 'Vestibular migraine: The most frequent entity of episodic vertigo', *Journal of Neurology*, 263, pp.82–9, www.ncbi.nlm.nih.gov/pmc/articles/PMC4833782

偏頭痛的診斷。

如果你至少有過5次持續5分鐘至72小時、且程度介於中等至嚴重的暈眩發作,而且現在有或曾經診斷出偏頭痛(無論有無預兆),你就可能患有前庭偏頭痛。[3] 這些暈眩中至少得有一半同時伴隨頭痛、視覺性預兆症狀或對光、聲音特別敏感(畏光、懼音)的狀況。[4] 並非所有罹患前庭偏頭痛的人都會頭痛,而這經常造成誤診或者延誤診斷。

前庭偏頭痛可能發生在任何年齡,但通常會在其他類型偏頭痛長年發作的病史後才開始出現。這種偏頭痛更常見於女性身上,一般來說,那些伴隨頭痛的發作在更年期後就可能轉變為暈眩單獨發作。就像其他所有偏頭痛,其症狀可能在每個生命階段甚至每次發作都有所不同。

眩暈的發作可能非常強烈且反覆發生。來我診間的患者將那種感覺描述為在波濤洶湧的海上乘船,而甲板就在他們的腳下起落,還有些人告訴我他們必須緊抓傢俱才能避免自

3　Thomas Lempert, Jes Olesen, Joseph Furman et al. (2012), 'Vestibular migraine: Diagnostic criteria', *Journal of Vestibular Research*, 22 (4), pp.167–72, pubmed. ncbi.nlm.nih.gov/23142830

4　ICHD-3 (2018), 'Vestibular migraine', ichd-3.org/appendix/ai-migraine/ a1-6-episodic-syndromes-that-may-be-associated-with-migraine/a1-6-6- vestibular-migraine

己摔倒。有位年輕的患者對於在夜間發作極為焦慮，因為要走出臥室尋求協助實在太難了。這可能對生活造成重大影響。其中有些症狀和其他前庭疾病類同：耳內充滿壓力、反胃、嘔吐、暫時性失聰、暫時性聽覺改變、暈車，有時甚至會突然昏倒。

然而，梅尼爾氏症（Ménière's disease）也是造成頭暈的可能因素，這種疾病還可能致使聽力逐漸損失。梅尼爾氏症似乎與前庭性偏頭痛有關，兩種疾病之間也有共通點，在早期階段可能難以區分兩者，有些診斷為梅尼爾氏症的人可能其實罹患的是前庭偏頭痛。

治療前庭偏頭痛時依循的原則與預兆或非預兆偏頭痛相同，但有幾點需要留意。完全不攝取咖啡因似乎有助於緩解前庭偏頭痛。一項研究指出，有14%的前庭偏頭痛患者發現這有助於減緩他們的發作。[5] 目前針對前庭偏頭痛的藥物研究還不多。不幸的是，通常對緩解頭痛有效的翠普登類藥物，對緩解眩暈效果不彰。不過，如果你的前庭偏頭痛也伴隨嚴重頭痛，還是可以試試這類藥物。

---

5 Anthony A. Mikulec, Farhoud Faraji and Laurence J. Kinsella (2012), 'Evaluation of the efficacy of caffeine cessation, nortriptyline, and topiramate therapy in vestibular migraine and complex dizziness of unknown etiology', *American Journal of Otolaryngology*, 33 (1), pp.121–7, pubmed.ncbi.nlm.nih.gov/21704423

　　另一種可以納入考慮的療法是**前庭復健**，有時也稱為「重建平衡訓練」。如果醫師轉介你去進行重建平衡訓練，你會需要到專業的物理治療診所花個幾週學習練習方式，其中包含眼部運動與姿態維持，你還得每天在家練習。有項研究發現這些訓練可以減緩與前庭偏頭痛相關的頭痛、焦慮與憂鬱現象。[6] 如果你確診了前庭偏頭痛，可以提出轉介給專業的物理治療師看看。

偏癱偏頭痛

　　偏癱偏頭痛（HM）是一種預兆偏頭痛的罕見變體。其中又分為兩種類型：家族性（FHM）和散發性（SHM），前者有明確的家族病史，後者則是無任何一、二等親已知罹患同樣病況。[7]

　　「偏癱」（hemiplegia）是指身體的一側完全或部分癱瘓。當人偏癱時，就無法移動患處。如果你至少已經經歷過

6　Jessica Vitkovic, Arimbi Winoto, Gary Rance et al. (2013), 'Vestibular rehabilitation outcomes in patients with and without vestibular migraine', *Journal of Neurology*, 260 (12), pp.3039–48, pubmed.ncbi.nlm.nih.gov/24061769

7　ICHD-3 (2018), 'Hemiplegic migraine', ichd-3.org/1-migraine/1-2-migraine-with-aura/1-2-3-hemiplegic-migraine

兩次偏癱發作，且發作時臉部、手臂、手、腿、腳或這些部位中不只一個出現完全可逆（reversible）的肌肉無力，還伴隨完全可逆的感覺障礙（比如在視覺或言語上出問題），你可能就有偏癱偏頭痛。[8]

　　肌肉無力的情況通常會持續20至30分鐘，一開始是身體的某個部位——通常從手部開始——最終將向上擴散到同側的臉部。在發作期間，肌肉無力的狀況也可能換邊，在罕見情況下甚至兩側都會受到影響，而且每次發作都不一定會影響哪一側。發作時未必會肌肉無力，但如果發生了，這個症狀也完全可逆，而且通常不會持續超過72小時，僅在非常少數的情況下可能持續數週。視覺障礙與其他預兆症狀如麻痺、刺痛、步態蹣跚（運動失調）、嗜睡與發燒也都可能發生。

　　如果你想知道自己的發作究竟是不是偏癱偏頭痛，就注意看看你的肌肉是不是真的動不了，還是說你的四肢雖然非常沈重但還是可以挪動。分辨真正的肌肉無力（運動癱瘓）與常在預兆症狀中出現的沈重感（感覺喪失）非常重要。兩者的差異若不加以釐清，可能導致一些其實沒有得到偏癱偏

頭痛的人被誤判為患有偏癱偏頭痛。

有不少我看過的偏癱偏頭痛患者都告訴我,當他們第一次發作或預兆症狀一下就襲來時,他們擔心自己是中風或短暫性腦缺血發作(TIA;也稱「小中風」)。不少人當時都被緊急送進醫院的中風病房進行針對中風的檢測。被緊急送入中風病房可能是一次痛苦的經驗,但上述兩種狀況一定要先排除。

家族性偏癱偏頭痛又可以分為四種特定的基因亞型。這些家族性偏癱偏頭痛發作起來往往會頭痛,可能在預兆症狀出現時就一起痛起來,也可能等預兆症狀結束後才開始痛。有時還會合併意識狀態變化(甚至昏迷)、意識混亂或發燒。而這種發作有時只要頭部受到一點創傷就可能引起,我看過一位年輕患者,光是輕輕撞到頭就可能引發一連七週的偏癱與意識混亂,他的身體也因此衰弱。家族性偏癱偏頭痛通常在患者年輕時就開始發作,平均而言通常始於 12 ～ 17 歲之間。女性患有家族性偏癱偏頭痛的機率約是男性的三倍。

偏癱偏頭痛的治療與其他發作前有預兆的偏頭痛都差不多,不過以翠普登類藥物治療偏癱偏頭痛一直都有爭議。過去醫師們認為翠普登類藥物可能會使偏癱偏頭痛的症狀惡化,因為這些藥會使血管收縮,其中也包括腦血管,但我也

認識不少信任這些藥物安全性的頭痛專科醫師。最好還是和你的頭痛專科醫師確認一下這方面的做法，尤其是當你同時還有其他風險因子時更要提一提。你應該還會想再找其他預防性療法減緩這些嚇人的發作帶來的影響。之前有位病人告訴我，一旦開始感到肌肉無力時就盡快進行針灸，有助於縮短發作時間。這位幸運的病人有位從事針灸的同事，偏癱偏頭痛發作時，同事經常就在附近，但對於多數人來說，要在發作後短時間內受到針灸治療有些不切實際。

視網膜偏頭痛

如果你的視覺預兆症狀僅發生在單眼，那你罹患的是視網膜偏頭痛（RM），過去稱為眼型偏頭痛（ocular migraine）。視網膜偏頭痛患者的患側眼睛可能看見一閃而過或是反覆閃爍的光芒、盲點（scotomata）甚至可能該眼失明，另一隻眼的視覺則完全正常。這些視力喪失或變化都是可逆的症狀。視覺變化可能逐漸擴散，持續時間則從5分鐘到60分鐘都有可能，接著就會開始頭痛。[9]

9　Yasir Al Khalili, Sameer Jain and Kevin C. King (2020), 'Retinal migraine headache', *StatPearls*, www.ncbi.nlm.nih.gov/books/NBK507725

　　單眼發作的特性是視網膜偏頭痛與典型視覺預兆症狀的不同之處，後者的症狀會雙眼同時發生。（關於偏頭痛預兆的完整說明請參見第二章。）你可以一次閉一眼來自我檢測視覺症狀是不是只影響到其中一眼，專科醫師則可以描繪出你發作時視野中的變化。

　　視網膜偏頭痛的治療方式大致上和預兆偏頭痛一樣。

不伴隨頭痛之典型預兆

　　在第三版《國際頭痛疾病分類》中，「沉默性偏頭痛」（silent migraine）及「非頭痛性偏頭痛」（acephalgic migraine）已經被改為「不伴隨頭痛之典型預兆」（typical aura without headache）。[10] 儘管這個名字沒有那麼朗朗上口，但對這種發作描述得更清楚。基本上，如果你經歷過出現典型的預兆症狀卻沒有接著發作頭痛症狀的狀況，你就有可能罹患這種偏頭痛。你的發作可能只有一部分是這樣，也可能全都不伴隨頭痛。

---

10 ICHD-3 (2018), 'Typical aura without headache', ichd-3.org/1-migraine/1-2-migraine-with-aura/1-2-1-migraine-with-typical-aura/1-2-1-2-typical-aura-without-headache

　　不過，如果有人只是視覺發生改變，而沒有其他明顯的偏頭痛診斷指標，就需要做進一步檢查排除其他有類似症狀的疾病。短暫性腦缺血發作（也稱為「小中風」）也可能導致短暫的視力障礙。如果與偏頭痛預兆類似的視覺症狀持續超過一小時，或是你有經歷過沒什麼預兆症狀特徵的視力喪失，又或者到四十歲後才第一次出現這些症狀，就要向醫生或頭痛專科醫師諮詢一下，探究身體究竟出了什麼問題。

腦幹預兆偏頭痛

　　這種偏頭痛相當罕見，過去稱之為基底偏頭痛（basilar migraine）或基底型偏頭痛（basilar-type migraine）。關於這種偏頭痛能不能算是一種獨立亞型一直有些爭議，不過第三版《國際頭痛疾病分類》目前仍將它視為一種亞型。[11] 其症狀源於腦幹，會同時影響身體兩側。你必須至少在下列症狀中符合兩項才會確診為這個亞型[12]：

11　ICHD-3 (2018), 'Migraine with brainstem aura', ichd-3.org/1-migraine/1-2-migraine-with-aura/1-2-2-migraine-with-brainstem-aura

12　The Migraine Trust (2020), 'Migraine with brainstem aura', www.migrainetrust.org/about-migraine/types-of-migraine/migraine-with-brainstem-aura

- 雙眼有複視或視覺變化
- 因口齒不清而難以說話（構音障礙）
- 聽覺障礙
- 四肢感到發麻刺痛（感覺異常）
- 頭暈
- 有正在移動的錯覺（眩暈）
- 耳內嗡嗡作響（耳鳴）
- 暈厥（syncope）
- 意識狀態改變
- 步態蹣跚（運動失調）

你的症狀應不包括肌肉無力（肢體無力）。有這些腦幹預兆症狀的患者通常也會發作偏頭痛，還會伴隨較典型的視覺預兆症狀。

如果五十歲後才出現第一次發作，就應該進行一套完整的體檢（包括MRI掃描）以排除其他可能的病症。目前還沒有針對這種偏頭痛的治療方式，可以運用治療典型預兆偏頭痛的療法來對其治療。[13]

---

13 Geneviève Dermarquay, Anne Ducros, Alexandra Montavont et al. (2018), 'Migraine with brainstem aura: Why not a cortical origin?', *Cephalalgia*, 38 (10), pp.l687–95, journals.sagepub.com/doi/full/10.1177/0333102417738251

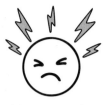

第 13 章
叢發性頭痛與其他類型的頭痛

有些頭痛的疾患可能被誤診為偏頭痛。然而,針對這些疾病的治療方式與偏頭痛天差地遠,所以了解這些疾病才這麼重要——尤其是那些亟需醫療處置的病症,如巨細胞動脈炎或雷擊頭痛。

原發性頭痛

這些頭痛疾患的頭痛並非由其他潛在疾病引起,其中也包括一些較罕見的頭痛類型。[1] 在這些疾患中,叢發性頭痛(cluster headache)得到正確診斷極為重要。其他原發性頭痛有睡眠頭痛(hypnic headache)、原發性刺戳性頭痛(primary stabbing headache)以及與咳嗽、運動、性行為及冷刺激相關的頭痛等。

1　International Headache Society (2018), 'Other primary headache disorders', International Classification of Headache Disorders, 3rd edn [ICHD-3], ichd-3.org/other-primary-headache-disorders

- **叢發性頭痛（CH）**：這是已知最痛的頭痛疾患之一。叢發性頭痛是所謂的三叉自律神經性頭痛（TACs）中最常見的一種，而三叉自律神經性頭痛則是個罕見的頭痛類別，特徵為劇烈疼痛與影響自律神經系統（控制呼吸及心律等自律功能的神經系統）的症狀。有叢發性頭痛的人會在規律而可預料的時間經歷劇烈且極為痛苦的頭痛——因此這種頭痛有時也被稱為「『鬧鐘』頭痛」。這種病症還有一個更不祥的稱呼：「自殺性頭痛」。因為疼痛之劇烈以及反覆發作都使部分患者感到絕望。[2]

　　我從那些掙扎著想得到診斷與有效治療的叢發性頭痛患者那裡聽過一些令人痛心的經歷。有項文獻回顧發現，這種疾患的患者在初次發作後得花1～9年才能被診斷出來。[3] 無論有無確診，都有些人從醫師手中取得偏頭痛藥物——這些醫師誤判他們折磨人的

2　Paola Torelli and Gian Camillo Manzoni (2005), 'Behavior during cluster head-ache', *Current Pain and Headache Reports*, 9 (2), pp.113–19, pubmed.ncbi. nlm.nih. gov/15745621

3　Alina Buture, Fayyaz Ahmed, Lisa Dikomitis and Jason W. Boland (2019), 'Systematic literature review on the delays in the diagnosis and misdiagnosis of cluster headache', *Neurological Sciences*, 40 (7), pp.25–39, pubmed.ncbi.nlm. nih. gov/30306398

頭痛能透過治療偏頭痛的標準作法改善。

　　這種疼痛只會發作在單側或甚至固定在某一側，通常會感覺發作的位置在眼睛內部、上方或後側，又或是太陽穴。伴隨發作出現的自律神經症狀可能包含眼睛泛淚、發紅、眼瞼下垂或浮腫、流鼻水或鼻塞、臉頰發紅、面部潮紅或發作那側的出汗量增加。有叢發性頭痛的人通常會在發作時變得焦躁不安，還會來回踱步或前後搖晃，試圖藉此逃離那陣痛楚。我也聽說過叢發性頭痛患者會自殘——例如捶自己的頭甚至拔掉牙齒，好分散對頭痛症狀的注意力。[4]

　　極度躁動不安的病史有助於確立叢發性頭痛的診斷——在偏頭痛發作時，大多數人都想保持靜止不動。

　　陣發叢發性頭痛（ECH）可能持續數週至數月。當發作平息下來後，患者可能會有一段長達數個月至數年的時間完全不發作。約有四分之一的患者一輩子只發作過一次。發作規律大多是季節性的，在春分與秋分時更容易受到觸發。單獨一次發作持續15分鐘至3小時不等，但24小時內可能會發作非常多次。

4　Torelli and Manzoni (2005), 'Behavior during cluster headache'

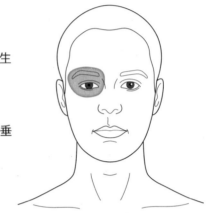

單側疼痛──痛不欲生
且發作速度快

· 瞳孔縮小
· 眼睛浮腫或眼瞼下垂
· 眼睛發紅、泛淚
· 流鼻水或鼻塞
· 躁動不安

一些叢發性頭痛的關鍵特徵

　　慢性叢發性頭痛（CCH）在兩次發作間的緩解期
更短，所以毫無讓人喘息的時刻。

　　叢發性頭痛通常在20至40歲時開始發作，但有
時也會出現在兒童身上。受叢發性頭痛影響的男性比
女性更多，比例約為一比三──這是另一項不同於偏
頭痛之處。可嘆的是，我也聽說過得到叢發性頭痛的
女性被一句「女性不會得叢發性頭痛」否定。這可大
錯特錯。她們也會得，我的女性叢發性頭痛患者就能

證實這點！不幸的是，偏頭痛與叢發性疼痛兩種診斷可能並存。有些我的偏頭痛患者後來又得了叢發性頭痛。

如果你認為自己有叢發性頭痛或已經確診，我會向你推薦英國的 OUCH——即「促進了解叢發性頭痛組織」（Organisation for the Understanding of Cluster Headache；網址為 ouchuk.org），該組織能協助你了解這項疾病，並取得適當的協助。對於叢發性頭痛急性發作的黃金治療方針是給予高流量氧氣（這能在15分鐘內舒緩叢發性頭痛帶來的疼痛），並施打舒馬曲坦，兩者都要價不菲。在英國，儘管國家健康與照顧卓越研究院（NICE）已經制定了明確的指引，還是有很多人難以透過 NHS 得到這些治療與藥物的處方。[5] 而在其他地區，保險公司也未必會準備給付這些費用。與這些障礙對抗時，伴隨的是持續發作的劇痛、不必要的焦慮，甚至有時還會引發憂鬱症。

• **緊縮型頭痛（TTH）**：不少偏頭痛患者都有別人說他們罹患的是緊縮型頭痛的經驗。然而，我們其實分得

5　NICE (2017), 'Headache – cluster', cks.nice.org.uk/topics/headache-cluster

出兩者的差別。緊縮型頭痛通常沒什麼特徵，其疼痛具有壓迫或緊縮感，且正常行動如走路、上樓梯都不會加劇疼痛。通常不會出現對光和聲音特別敏感的狀況（畏光、懼音），也罕見嘔吐。緊縮型頭痛通常痛在頭的兩側，或像是一條帶子環繞整顆頭。有些患者說觸摸頭皮週遭時會痛，但這個特徵也能在其他類型的頭痛中發現。儘管大家都認為這是種常見的頭痛，但緊縮型頭痛的診斷實在是過於氾濫。有不少實際上罹患的是偏頭痛的人被誤診為緊縮型頭痛，如果你被診斷為緊縮型頭痛，卻有偏頭痛的症狀，就要向醫師提出疑義。

次發性頭痛

這些頭痛的起因是潛在疾病的病程或身體異常狀況，例如由感染、腫瘤、創傷、使用或戒斷某些物質（如酒精、一氧化氮、咖啡因和鴉片類藥物）所引起的頭痛。我會在下文強調一些應當了解的重要狀況。其中有些是醫療急症，其他則常與偏頭痛混淆。

- **頸因性頭痛**：這是一種由脖子（頸椎）問題引發的頭痛，不過脖子本身可能不會感到疼痛。[6] 頸部骨頭、關節或軟組織的異常狀況都可能導致這種頭痛。頸因性頭痛之所以會與偏頭痛混淆，是因為從肩頸傳出的疼痛訊號可能引起偏頭痛發作，而偏頭痛發作的疼痛也可能一路從頭部向下傳到肩頸。如果懷疑自己有這種頭痛，多注意自己的姿態並轉診給風濕科醫師或物理治療師可能比較有助於改善。

- **腦脊髓液滲漏**：腦脊髓液（CSF）是包裹大腦與脊髓周圍的緩衝液，任何致使腦脊髓液滲漏或流失的狀況（如硬膜外注射或腰椎穿刺）都可能導致頭痛[7]。滲漏也可能是自發性的，這時就會出現一種突如其來的頭痛。一開始往往躺下就能緩解，但每當患者站起來一陣子之後又會惡化。滲漏點可以透過掃描檢查尋

6　ICHD-3 (2018), 'Headache or facial pain attributed to disorder of the cranium, neck, eyes, ears, nose, sinuses, teeth, mouth or other facial or cervical structure', ichd-3.org/11-headache-or-facial-pain-attributed-to-disorder-of- the-cranium- neck- eyes- ears- nose- sinuses- teeth- mouth- or-other- facial-or-cervical-structure/11-2-headache-attributed-to-disorder-of-the-neck/ 11-2-l-cervicogenic-headache

7　CSF Leak Association (n.d.), 'What is a CSF leak?', www.csfleak.info/what-is-a-cerebrospinal-fluid-csf-leak

找，但要精確指出滲漏點通常相當困難，因為身體這時很可能已經修復漏洞了。姿勢性症狀也可能隨時間過去而改變，讓患者對其更加困惑。所以務必將頭痛症狀中任何姿勢性的差異記錄下來。

不少因自發性腦脊髓液滲漏而引發頭痛的患者都可能遺傳到一種稱為埃勒斯—當洛斯症候群（Ehlers-Danlos syndrome）的遺傳疾病，這種疾病使會他們的結締組織（膠原蛋白）比一般人更脆弱。[8] 而且這個疾病很容易被漏診或誤診。

- **巨細胞動脈炎（GCA）**：如果缺乏治療，巨細胞動脈炎可能導致永久性失明，這個病症必須盡快治療，要緊急進行初步血液檢查確認發炎情形，並在等待顳動脈病理切片檢查進一步診斷時，就先開始使用類固醇藥物以保護視力。

巨細胞動脈炎是一種血管發炎的狀況（即血管炎），這種發炎會引起頭痛，也會引起太陽穴上的動脈（顳動脈）周圍出現壓痛。這種發炎在五十歲以上的人身上較常見，不過整體還算罕見，英國每一萬人

8　Ehlers-Danlos Society (n.d.), 'What are the Ehlers-Danlos syndromes?', www.ehlers-danlos.com/what-is-eds

中只有一人確診。這種疾病也可能帶來疲勞、體重減輕、發燒與食慾不振等症狀。一般認為巨細胞動脈炎與風濕性多發肌痛症（polymyalgia rheumatica）相關，而後者可能導致肩膀和雙腿的疼痛與僵硬。

- **自發性顱內高壓（IIH）**：此處的「自發性」代表原因不明，「顱內高壓」則是指頭顱內部壓力升高。這種頭痛的診斷開始變得愈來愈普遍，不過還算是少見。[9] 這種狀況的治療很棘手，不過有許多症狀與偏頭痛和其他頭痛疾患重疊。

 自發性顱內高壓會引起各式各樣的頭痛，通常都很嚴重，也會讓當事人變得虛弱，有時還與危及視力的腦部變化有關。這種頭痛可能會在顱內壓力短暫升高時（如咳嗽、用力或躺下時）進一步惡化。患者可能在耳內聽到敲擊聲（搏動性耳鳴）。其症狀與腦瘤相似，因此有時也被稱作腦假瘤（pseudotumor cerebri；即腦內的假腫瘤）。

 腦部壓力的升高源於腦脊髓液積聚過多。大腦與

---

9   IIH UK (n.d.), 'What is IIH?', www.iih.org.uk/what-is-iih; National Eye Institute US (n.d.), 'Idiopathic intracranial hypertension', www.nei.nih.gov/ learn-about-eye-health/eye-conditions-and-diseases/idiopathic-intracranial- hypertension

視神經（從雙眼連結到腦部的神經）承受的壓力如果不加以控制，就可能導致暫時性失明——甚至永久性失明。當醫師或配鏡師檢查自發性顱內高壓患者的眼底時，可能會發現視神經腫脹（視乳頭水腫）的狀況。

女孩、婦女以及過重或肥胖的人，罹患自發性顱內高壓的風險較高，最常見於20～50歲之間的女性。為了控制病情，目前試過的減壓方式有減輕體重、藥物治療甚至是手術。定期進行視力檢查非常重要，因此病患通常由神經內科醫師與眼科醫師（眼科專科醫師）共同診治。

• **雷擊頭痛（Thunderclap headache）**：指任何突然發作的頭痛——而且是種驟然出現、瞬間開始的劇烈疼痛，會在六十秒內達到疼痛高峰。[10] 人們將其與「被球棒痛擊腦袋」相比，還形容為「我這輩子經歷過最糟的頭痛」。在急診室對其進行緊急評估非常重要。

這種頭痛也與腦血管的腫脹或破裂（動脈瘤）有關，而這種出血可能有致命危險（如蛛網膜下腔出

---

10 Anne Ducros and Marie-Germaine Bousser (2013), 'Thunderclap headache', *BMJ*, 346, art.e8557, www.bmj.com/content/346/bmj.e8557

血）。掃描檢查與腰椎穿刺可以協助醫師尋找腦部出血點。如果出血是頭痛的病因，可能就得動手術以防止繼續出血。

腦血管中的血塊（血栓）、血管暫時性痙攣（可逆性腦血管收縮症候群，簡寫為 RCVS）以及其他疾患都可能導致這種頭痛。與性行為相關的頭痛可能與雷擊頭痛類似，但通常沒有危險性。如果有人在性行為時經歷頭痛，可能會因為尷尬而推遲求助，但這些狀況仍須接受檢查。

最重要的一點還是不要忽視雷擊頭痛。就算你有偏頭痛病史，也要將其視為急症並尋求協助。

- **腫瘤**：經歷劇烈頭痛的人們往往非常擔心腦瘤的可能性，也會問我他們是否該接受掃描檢查或近一步檢驗來排除這個可能。不過，偏頭痛還是比腦瘤常見多了。[11]

  腦瘤造成的頭痛通常會隨著時間過去逐漸惡化。症狀通常在晨間、咳嗽或疲累時變得比平時更糟，而

11　P. A. McKinney (2004), 'Brain tumours: Incidence, survival, and aetiology', *Journal of Neurology, Neurosurgery & Psychiatry*, 75 (Suppl.2), pp.ii12–ii17, jnnp.bmj. com/content/75/suppl_2/ii12

且止痛藥通常效果不佳。當腫瘤長大並擠壓腦部時，對頭部造成的壓力可能會導致頭痛，但多數有腦瘤的人也會同時經歷其他明顯症狀，包括癲癇發作、噁心、嘔吐、持續嗜睡、記憶或性格變化、身體單側肌肉逐漸無力以及視覺或言語障礙。這些症狀往往會逐漸惡化。如果你的頭痛同時伴隨以上任何症狀，一定要去看醫生。

- **視雪症**：雖然《國際頭痛疾病分類》第三版中有提到這個病症[12]，也常被誤認為是偏頭痛預兆，但視雪症並不會令人頭痛。其患者通常同時也在為偏頭痛所苦。視雪症的主要症狀是整個視野中持續出現視覺上的干擾，患者常常形容那看來像是「電視螢幕上的干擾或靜電」。細小的斑點會在患者的視線中閃爍並覆蓋整個背景，這些點通常是黑白兩色，但也可能出現彩色甚至透明的小點。

　　高達75%的視雪症患者同時還受到其他視覺干擾：

---

12 ICHD-3 (2018), 'Visual snow', ichd-3.org/appendix/ai-migraine/ai-4-complications-of-migraine/ai-4-6-visual-snow

▪ 當雙眼移動時，視線中會出現拖曳的影像或殘留的靜止影像（持續後像；palinopsia）。

▪ 在昏暗的光線下難以視物（夜盲）。

▪ 在黑暗中閉眼時會看見漂浮物、閃光、彩色雲狀體或波紋（自發性光視感）。[13]

▪ 不少視雪症患者耳內也會嗡嗡作響（耳鳴）。

　　儘管患者眼睛和視神經完全正常，這些反覆出現、普遍存在且令人衰弱的症狀還是使得視雪症十分擾人。不幸的是，目前對此還沒有夠好的治療方式，有待進一步研究。

---

13 National Organization for Rare Disorders (n.d.), 'Visual snow syndrome', rarediseases.org/rare-diseases/visual-snow-syndrome

第 14 章
掌握你的偏頭痛

　　控制偏頭痛最好的方法是與一群你或許可以視為「偏頭痛顧問團隊」的人建立良好的合作關係。那麼,你會希望這個團隊中有什麼人,又希望他們如何幫助你呢?

　　根據我的看診經驗以及我自己罹患偏頭痛的個人經歷,第一線支持包括親朋好友,尤其是當這些人自身也有偏頭痛、擁有一些應對偏頭痛的個人經驗時,能給予的支持會更多。當簡易的應對措施無效時,藥劑師通常就是下一個顧問了。許多藥劑師對於身體疾患以及對其治療的理想用藥都學識豐富。他們知道一些無需醫生開處方就能輕易取得的治療用藥,也可以針對其他你正在服用的藥物與這些用藥的相互作用提供建議。他們還能推薦你一些支持組織,這些都能幫上大忙。然而在我看來,有太多以鴉片類藥物與可待因為基礎的藥物都無需處方即可取得,還是希望偏頭痛患者能更審慎使用這些藥物。

　　當偏頭痛的症狀變得更棘手時,你可能會更廣泛地尋求援手。許多來國立偏頭痛中心讓我看診的患者之前都曾與他

們 的 全 科 醫 師 、 耳 鼻 喉 科 （ENT） 醫 師 、 眼 科 醫 師
（ophthalmologists）、配鏡師、物理治療師、整骨醫生、針
灸師與按摩師約過診。

　　還是有為數驚人的偏頭痛患者[1]——在某些研究中將近
60%——不尋求任何醫療協助。不去尋求協助是阻止偏頭
痛得到良好照護的最大障礙之一。[2] 推廣進一步的偏頭痛教
育有助於減少這些苦苦掙扎、對不必要的偏頭痛發作咬牙苦
撐的人數。

　　如果你向家庭醫生尋求協助，他們接下來就得確認你的
偏頭痛診斷，然後開始與你一同制定量身打造的治療計劃。
治療計畫在進行時隨時都可以調整，如有必要還可以為了更
專業的建議而轉診。如果 A 計劃不見效，通常還會有 B 計
劃、以及 C 和 D 計劃。

1　Richard B. Lipton, Daniel Serrano, Starr Holland et al. (2013), 'Barriers to the diagnosis and treatment of migraine: Effects of sex, income, and headache features', *Headache*, 53 (1), pp.81–92, pubmed.ncbi.nlm.nih.gov/23078241

2　David W. Dodick, Elizabeth W. Loder, Aubrey Manack Adams et al. (2016), 'Assessing barriers to chronic migraine consultation, diagnosis, and treatment: Results from the Chronic Migraine Epidemiology and Outcomes (CaMEO) Study', *Headache*, 56 (5), pp.821–34, www.ncbi.nlm.nih.gov/pmc/articles/PMC5084794

你的願景為何？

在諮詢前，先想一下你希望從中得到什麼，這是十分重要的事前準備。根據一些對參與偏頭痛諮詢的患者期望進行的研究，患者的需求未必與醫生認為他們希望達到的目標一致。在基本需求方面，多數人都希望他們的症狀盡快減輕，但他們究竟想要控制哪些症狀可能就不是顯而易見的事了。約有25%的患者去看醫生時都希望能治癒偏頭痛。[3] 目前這還是個不可能實現的目標，但誰知道未來的研究會取得什麼成果呢？

某項研究詢問偏頭痛患者：「你偏頭痛發作時最惱人的症狀是什麼？」[4] 這是個好問題，因為我們可以藉此快速釐清頭痛、頭暈、腦霧或其他症狀究竟是不是最迫切的麻煩——究竟哪一個是你想要且需要優先緩解的症狀。大部分研究都認為如果某種藥物能「在兩小時內減輕頭痛」，那麼該

3　L. Kelman (2oo6), 'The broad treatment expectations of migraine patients', *Journal of Headache and Pain*, 7, pp.403–6, www.ncbi.nlm.nih.gov/pmc/articles/PMC3452218

4　Antonia F. H. Smelt, Mark A. Louter, Dennis A. Kies et al. (2014), 'What do patients consider to be the most important outcomes for effectiveness studies on migraine treatment? Results of a Delphi study', *PLoS One*, 9 (6), art.e98933, doi.org/10.1371/journal.pone.0098933

藥物就是有效藥物。但你作為患者，這可能就不是你最感興趣的目標。舉例來說，有些患者就告訴我：「我可以應付頭痛，但更討人厭的是那些預兆（或頭暈、腦霧等）。」知道自己對於「偏頭痛發作時最惱人的症狀是什麼？」的答案有助於讓你和醫生的對談更為聚焦。

　　研究人員也問了患者對藥物效果的期望為何。這些人說他們希望藥物：（1）迅速消除他們的頭痛；（2）停下發作；（3）防止復發；以及（4）讓他們的生理機能重新正常運行。我認為這些看起來都是十分合理的期望。

　　醫生為你看診的時間有限，因此先整理並準備相關資訊就幫大忙了。我發現先聽聽患者最近的病史，再回顧他們過去的病史以填補我進行必要評估所需的背景細節，是個滿實用的問診方式。可以的話就帶上所有之前試過的藥物詳情，包括你服用的劑量和服藥治療的持續時間。你之前取得的血液檢驗結果、掃描檢查結果，以及其他醫生過去作出的任何報告副本也都能派上用場。

以資訊裝備自己

　　當你去看醫生或頭痛專科醫師時，一定要帶著你的偏頭痛日記，還要準備好和醫生討論以下內容：

255

- 你至今為止的偏頭痛經歷：包含發作的症狀、頻率、嚴重程度與發作帶來的影響；以及任何你曾留意到的觸發因素。
- 你的用藥史：目前與過去使用的偏頭痛藥物；目前治療其他疾病的藥物以及過敏藥物。
- 你的病史：目前與過去患有的身心疾病，以及任何家族病史。
- 你的個人狀況：任何與偏頭痛相關的事──壓力來源、睡眠週期、你的職業、扶養對象、發作對家庭和工作的影響。

訂出你的目標

在去看醫生前，先想想你對下列問題的回答：

- 你希望從這次諮詢中得到什麼？
- 你的偏頭痛最惱人的症狀為何？
- 你希望醫生做什麼──下診斷、解釋病情、安慰、治療、轉診還是其他事務？
- 如果要建議你使用救急藥物，你的救援計劃中將什麼訂為優先處理事項，救援計畫的目標又是什麼？不論是控制症狀的速度、改善特定問題如噁心或頭暈或防止疼痛復發，都要納入考量。

- 如果建議你進行預防性治療，你的優先事項和目標為何？減少發作頻率、避免治療副作用，或是與你正在服用的其他藥物併服的安全性，都是這方面應該考量的事。

　　有些醫生可能希望和你專心討論藥物選擇，但這可能並非你希望優先討論的事項。有項研究對偏頭痛患者對於醫療照護的滿意度進行調查，在一場關於頭痛的專家會議中，請與會的醫生預測患者高度重視的內容。有些醫生那時才訝異地發現，患者最重視的其實是他們的醫生是否願意回答他們的問題。[5] 第二重視的需求則是希望醫生教導他們偏頭痛的病因、治療方式以及如何避免偏頭痛發作。

　　在諮詢前先把你的問題列出來，然後隨身攜帶。畢竟很容易就把某些事忘了，這可能就得在下次約診前先等一段時間。你的醫生在協助你共同尋找答案時，也需要你的協助。

5　Richard B. Lipton and Walter F. Stewart (1999), 'Acute migraine therapy: Do doctors understand what patients with migraine want from therapy?', *Headache*, 39 (Suppl.2), pp.S20–6, headachejournal.onlinelibrary.wiley.com/doi/ abs/10.1111/ j.1526-4610.1999.00006.x

為什麼現在來求診？

告訴醫生此時尋求幫助的原因，或許也有助於醫生判斷。是什麼讓你覺得自己現階段需要更多建議呢？你或許正在計劃懷孕、剛開始從事新工作或即將迎來一連串考試。又或者你可能聽說了治療方式有新進展，想要找另一位醫師問問意見，或你有點想嘗試特定療法，想了解更多相關資訊。甚至可能是你的親朋好友或同事因為看你發作愈來愈嚴重而推著你過來，或是勸說、哄騙你來看診。我在診間裡總是能一次又一次聽到這種說詞：「我老婆叫我來的」、「這已經影響到我的工作了」、「我可能會因此失業」、「我沒辦法在週末運動了」、「我總是會錯過某些事」。

無論你此刻尋求協助的原因為何，要充分運用你與偏頭痛顧問們的合作關係，就必須讓整個團隊形成一種能相互傾聽、共同討論與計劃的關係。

掌握你的偏頭痛

1. 你不應為此受到責備。	偏頭痛是一種遺傳性的神經性腦部疾病，這不是你的錯。
2. 你並非孤身一人。	偏頭痛非常、非常普遍，全世界有七分之一的人都有此困擾。
3. 你可以掌控狀況。	規律飲食，不要跳過一餐不吃。保持良好的睡眠習慣。試著定期做個運動。控制你的壓力。
4. 你有可用的工具。	盡快服用發作時的救援藥物，提升你止住急性發作的機率。
5. 你是個「偏頭痛偵探」。	用偏頭痛日記追蹤你的發作，這有助於了解你的觸發因素。
6. 你可以小心利用藥物。	計算你利用救援用藥的天數，可別用過頭了。
7. 你可以尋求幫助。	預防偏頭痛發作有助於減少未來的發作機會。提出預防措施吧。
8. 你可以成為專家。	偏頭痛的預防措施形式多元——有改變生活方式、藥物、注射劑，以及神經調控裝置。對此多了解一點吧。
9. 你可以持續嘗試。	就算你覺得自己好像已經試過所有選擇了，可能還是有沒試過的方案。
10. 你可以心懷希望。	還有一些新療法仍在研發呢。

延伸閱讀及資源

治療與指引的相關資訊

1. （英國）國立偏頭痛中心，www.nationalmigrainecentre.org.uk。一間提供頭痛專科醫師門診的英國公益機構，相關說明可在官方網站查閱。預約頭痛專科醫生可以透過網路連結遠距離辦理。你可以自行就診，無須由其他醫師轉診。我們也有製作一檔名為「抬頭注意」（Heads Up）的 podcast 談論關於偏頭痛與頭痛的大小事。如果想了解更多資訊，請見 www.nationalmigrainecentre.org.uk/migraine-and-headaches/heads-up-podcast

2. 英國頭痛研究協會（BASH），www.bash.org.uk 以及 www.headache.org.uk。治療頭痛疾病的處置指引

3. 國際頭痛學會（IHS），ihs-headache.org。以頭痛專業人士為取向的國際領導性組織

4. NICE（英國國家健康與照顧卓越研究院），www.nice.org.uk。提供全國性醫療指引——包括偏頭痛和叢發性頭痛——的英國組織

5. SIGN（蘇格蘭聯合學會指引網絡），www.sign.ac.uk。提供醫療指引——包括偏頭痛——的蘇格蘭組織

病患權益組織

除了英國的國立偏頭痛中心之外，以下還有其他代表偏頭痛患者的工作者：

1. 偏頭痛信託基金，www.migrainetrust.org。一間為英國偏頭痛患者提供資訊與支持的公益機構

2. Migraine Again，www.migraineagain.com。線上的支持社群

3. 澳洲偏頭痛組織（Migraine Australia），www.migraineaustralia.org

4. 加拿大偏頭痛組織（Migraine Canada），migrainecanada.org

5. 愛爾蘭偏頭痛組織（Migraine Ireland），migraine.ie

6. 歐洲偏頭痛與頭痛聯盟（EMHA），www.emhalliance.org

7. 美國頭痛學會（American Headache Society），Americanheadachesociety. org

8. 美國偏頭痛基金會（American Migraine Foundation），americanmigrainefoundation. org

9. 頭痛與偏頭痛患者聯盟（美國）（Coalition for Headache and Migraine Patients），headachemigraine.org

偏頭痛日記

1. 國立偏頭痛中心，www.nationalmigrainecentre.org.uk/migraine-and- headaches/migraine-and-headache-diary。可供下載的月度和年度日記

2. Migraine Buddy（應用程式），migrainebuddy.com

3. 偏頭痛信託基金，www.migrainetrust.org/living-with-migraine/coping-managing/keeping-a-migraine-diary

4. N1-headache（應用程式），n1-headache.com

了解對偏頭痛的看法與汙名

1. Katherine Foxhall (2019), *Migraine: A History* (Baltimore: Johns Hopkins University Press)

2. Oliver Sacks (2012), Migraine (London: Picador)

飲食、營養與補充劑

1. Felice Jacka (2019), *Brain Changer: How Diet Can Save Your Mental Health* (London: Yellow Kite)

2. 英國飲食協會（British Dietetic Association）提供的升糖指數（GI），www.bda.uk.com/resource/glycaemic-index.html

運動和姿態

1. 英國首席醫療官，assets.publishing.service.gov.uk/government/ uploads/ system/uploads/attachment_data/file/829884/3-physical-activity- for-adults-and-older-adults.pdf。供英國人參考的體能活動指引

2. 美國衛生與公眾服務部，health.gov/sites/default/files/ 2019–09/Physical_ Activity_Guidelines_2nd_edition.pdf。美國的體育活動指引

3. 英國瑜伽扶輪會（British Wheel of Yoga），www.bwy.org.uk

4. 皮拉提斯基金會（Pilates Foundation），www.pilatesfoundation.com

5. 英國太極拳協會，www.taichiunion.com

睡眠

1. Kirstie Anderson (2018), *How to Beat Insomnia and Sleep Problems One Step at a Time: Using Evidence-based Low-intensity CBT* (London: Robinson)

2. Colin A. Espie (2006), *Overcoming Insomnia and Sleep Problems: A Self-Help Guide Using Cognitive Behavioral Techniques* (London: Robinson)

3. 英國鼻鼾協會（British Snoring Association），britishsnoring.co.uk

4. STOP-Bang 問卷，www.stopbang.ca/osa/screening.php。協助診斷睡眠呼吸中止的問卷

成人的心理健康與壓力管理

1. Jon Kabat-Zinn (2013), *Full Catastrophe Living: How to Cope with Stress, Pain and Ill- ness Using Mindfulness Meditation*, rev. edn (London: Piatkus)（喬·卡巴金《正念療癒力：八週找回平靜、自信與智慧的自己》）

2. Robert Lewin and Mike Bryson (2010), *Chronic Pain: The Pain Management Plan* (Melbourne, Yorks.: Npowered), www.pain-management-plan.co.uk

3. Pete Moore，疼痛工具包（The Pain Toolkit），www.paintoolkit.org

4. Kristin Neff (2011), *Self Compassion: Stop Beating Yourself Up and Leave Insecurity Behind* (London: Yellow Kite)（克莉絲汀・聶夫《寬容,讓自己更好:接受不完美的心理練習》）

5. Mark Williams and Danny Penman (2011), *Mindfulness: A Practical Guide to Finding Peace in a Frantic World* (London: Piatkus) 內附引導冥想的CD（馬克・威廉斯和丹尼・潘曼《正念:八週靜心計畫,找回心的喜悅》）

下列的應用程式和網站可能有一些實用的免費資源:

1. Mind UK,www.mind.org.uk

2. Calm,www.calm.com

3. Headspace,www.headspace.com

4. Andrew Johnson Meditation,www.andrewjohnson.co.uk

5. Black Dog Institute（澳洲）,www.blackdoginstitute.org.au

6. Smiling Mind（澳洲）,www.smilingmind.com.au

兒童和青少年的壓力與心理健康

1. Aaron Balick and Clotilde Szymanski (2020), *Keep Your Cool: How to Deal with Life's Worries and Stress* (London: Franklin Watts)

2. Dawn Heubner (2017), *Outsmarting Worry: An Older Kid's Guide to Managing Anxiety* (London: Jessica Kingsley)。適用於9至13歲的兒童

3. Suzy Reading (2019), *Stand Tall Like a Mountain: Mindfulness and Self-Care for Anxious Children and Worried Parents* (London: Aster)

4. Eline Snel (2019), *Sitting Still Like a Frog: Activity Book* (Boulder,CO：Shambhala) 適用於4至8歲的兒童（艾琳・史妮爾《像青蛙坐定－給孩童的正念練習》）。

5. *Teen Breath*雜誌,www.teenbreathe.co.uk

6. Relax Kids,www.relaxkids.com。兒童和青少年的放鬆訓練,線上影片「discovery calls」可供孩子們探索放鬆技巧

7. Young Minds,youngminds.org.uk。支持兒童和青少年心理健康的公益機構

下列應用程式和網站可能有一些實用的免費資源：

1. Headspace for Kids，www.headspace.com/meditation/kids
2. Smiling Mind（澳洲），www.smilingmind.com.au

另類療法

1. 英國針灸協會，www.acupuncture.org.uk
2. 英國醫學針灸協會（British Medical Acupuncture Society），www.medical-acupuncture.co.uk
3. 英國臨床催眠學會（British Society of Clinical Hypnosis），www.bsch.org.uk
4. 美國臨床催眠學會（American Society of Clinical Hypnosis），www.asch.net
5. （英國）骨科委員會（General Osteopathic Council），www.osteopathy.org.uk/home
6. 美國骨療協會（American Osteopathic Association），osteopathic.org

懷孕與哺乳

1. 母乳哺餵網（英國），www.breastfeedingnetwork.org.uk/migraines
2. bumps（孕期最佳用藥），www.medicinesinpregnancy.org/Medicine--pregnancy
3. LactMed（藥物和哺乳資料庫），www.ncbi.nlm.nih.gov/books/NBK501922/?report=classic

更年期

1. Louise Newson (2021), *Preparing for the Perimenopause and Menopause, Penguin Life Experts* (London: Penguin)（露易絲・紐森醫師《更年期的你還是可以自信生活：為更年期前期及更年期做好準備》）

2. 英國更年期學會（British Menopause Society），thebms.org.uk。內含關於偏頭痛和 HRT 的說明，thebms.org.uk/publications/tools-for-clinicians/migraine-and-hrt

3. 澳洲更年期學會（Australasian Menopause Society），www.menopause.org.au

4. 北美更年期學會（North American Menopause Society），www.menopause.org

工作與補助

1. 公民諮詢處（Citizens Advice），www.citizensadvice.org.uk

2. 英國殘障者權利協會（Disability Rights UK），www.disabilityrightsuk.org

3. 偏頭痛信託基金就業倡議服務，www.migrainetrust.org/wp-content/uploads/2015/09/employment-advocacy-toolkit-the-migraine-trust.pdf；電話為 020 7631 6973

4. Turn2us，www.turn2us.org.uk。申請補助的相關資訊與支持

教育與上學

1. 國立偏頭痛中心，www.nationalmigrainecentre.org.uk/migraine-and-headaches/migraine-and-headache-factsheets/migraine-advice-to-schools。可以在解釋你的孩子患偏頭痛的狀況時將本傳單給學校參考

2. （英國）教育部，assets.publishing.service.gov.uk/government/uploads/system/uploads/attachment_data/file/349437/Supporting_ pupils_with_ medical_conditions_-_templates.docx。患有身心疾病的在校兒童支持指引，包括與學校溝通時可以參考使用的模板

3. 偏頭痛信託基金，www.migrainetrust.org/living-with-migraine/asking-for-support/ help-in-school。在對學校解釋你家孩子的偏頭痛狀況時可供他們參考的傳單

4. 皇家全科醫生學院（Royal College of GPs），對於偏頭痛與嚴重頭痛學生的學校政策指引，www.gosh.nhs.uk/file/15301/ download? token=4VwIcjZv。在對學校解釋你家孩子的偏頭痛狀況時可供他們參考的傳單

5. 西雅圖兒童醫院，providernews.seattlechildrens.org/wp-content/ uploads/ PE2828.pdf。一些小兒神經醫學部製作的信函範例，其中包含他們建議實施且學校也可能提供的調整方式，是個不錯的範本

掌握各種偏頭痛變體

1. Shin C. Beh (2020), *Victory over Vestibular Migraine: The ACTION Plan for Healing and Getting Your Life Back* (n.p.: independently published)

其他類型頭痛患者的組織

1. 腦脊髓液滲漏協會，www.csfleak.info
2. 埃勒斯—當洛斯症候群學會, www.ehlers-danlos.org
3. 鬆筋症候群協會（Hypermobility Syndromes Association；HMSA），www. hypermobility.org（按：鬆筋症候群即埃勒斯—當洛斯症候群）
4. IIH（自發性顱內高壓）（英國），www.iih.org.uk
5. OUCH（英國），一間致力於促進大眾了解叢發性頭痛的組織，ouchuk. org
6. 對腦瘤患者的支持性資源：智囊團（Brains Trust，網址為brainstrust.org. uk）以及腦腫瘤互助小組（Brain Tumor Support，網址為www. braintumoursupport.co.uk）

致謝

我必須對 Robin Dennis、Lydia Yadi 和 Susannah Bennett 以及企鵝蘭登書屋的團隊致以最深的謝意，感謝他們給我編寫本書的機會，以及在撰寫時給予的鼓勵和指導。

感謝我的同事 Jessica Briscoe 醫師、Nazeli Manyukan 醫師、Carole Tallon 醫師、Paul Booton 教授、Richard Wood 醫師、Sarah Miller 醫師、Swati Raina 和 Charlotte Burr O'Kane 至今達成的所有成果，這一切真是了不起，也感謝在國立偏頭痛中心這個敬業團隊中任職的每一個成員。感謝所有在我們的 podcast「Heads Up」上分享自身故事與專業知識的優秀嘉賓。

也非常感謝 Kate Barnes 醫師、Louise Rusk 醫師、David Kernick 醫師、David Watson 醫師、Mark Weatherall 醫師和 Anne Macgregor 教授對我和偏頭痛患者們的鼎力支持。

對於以下的優秀者，我也永遠心存感激：Bernard、Tom、Liz、Allie、Jess Bleackley、Sue Hope、Isabelle McKenna、Sue Rhodes 和 Sarah Armitage。

最後，我要向所有患者表示衷心的感謝。過去我曾在他們身上學到許多，未來也會繼續向他們學習。

國家圖書館出版品預行編目（CIP）資料

偏頭痛的你不需忍痛生活：你的偏頭痛掌握指南／
凱蒂‧蒙洛醫師（Dr Katy Munro）著；高子晴譯.
-- 初版 .-- 臺中市：晨星出版有限公司，2023.03
面；　公分 .--（專科一本通；32）

譯自：Managing your migraine

ISBN 978-626-320-331-0（平裝）

1.CST: 偏頭痛

415.9371　　　　　　　　　　　　　111019448

專科一本通 32	# 偏頭痛的你不需忍痛生活 你的偏頭痛掌握指南 Managing Your Migraine

歡迎掃描 QR CODE，
填線上回函

作者	凱蒂‧蒙洛醫師（Dr Katy Munro）
譯者	高子晴
編輯	許宸碩
校對	許宸碩
封面設計	初雨有限公司（ivy_design）
美術設計	黃偵瑜
創辦人	陳銘民
發行所	晨星出版有限公司 407台中市西屯區工業30路1號1樓 TEL：（04）23595820　FAX：（04）23550581 E-mail:service@morningstar.com.tw https://www.morningstar.com.tw 行政院新聞局局版台業字第2500號
法律顧問	陳思成律師
初版	西元2023年03月01日　初版1刷
讀者服務專線	TEL:（02）23672044 /（04）23595819#212
讀者傳真專線	FAX:（02）23635741 /（04）23595493
讀者專用信箱	service@morningstar.com.tw
網路書店	https://www.morningstar.com.tw
郵政劃撥	15060393（知己圖書股份有限公司）
印刷	上好印刷股份有限公司

定價380元

ISBN 978-626-320-331-0